五臓六腑のバランスを整える

幸せな100歳になる習慣

石井直美
管理栄養士・国際薬膳師

食べもの通信社

はじめに

体の不調や病気に食が大きく関係している。私がそのことに気づいたのは、ずいぶんと幼い子どもの頃でした。

きっかけは祖母です。私の祖母には青魚アレルギーがあり、ほんの味見程度、小さなひとかけらを口にしただけでアナフィラキシーショックを起こした場面を見たことでした。また、私自身も生卵アレルギーやサバアレルギーで何度か呼吸困難を経験し、その思いはいっそう強くなりました。

そんな私が中学2年の頃に描いた将来の夢は、管理栄養士の資格をとり、食の専門家になること。祖母や私自身が元気になるためというのはもちろん、食で悩む人を助けたいと思ったのです。

夢を実現すべく、私は邁進しました。管理栄養士の資格を取得した後もさまざまな医学を学び、実践するなかで独自のメソッドを作り上げていきました。その間、大学病院や市町村の保健事業に従事し、さらに、栄養学や献立計画の学校講師になることもできました。
大人になってからは、着々と夢を叶えていきました。幼い頃から、アトピー性皮膚炎や花粉症、喘息など免疫疾患を一通り経験してきた私が、今こうして元気でいられるのも、自らが作り上げたメソッドのおかげなのです。

自分の身をもって実感したからこそ、食の大切さとこのメソッドをたくさんの人に知ってほしい。その気持ちは本当です。
けれど、それ以上に私の中にある後悔が、この本を書く原動力になっています。その話をさせてください。

結婚・出産を機に、私は仕事から離れていました。それもまた充実した日々でしたが、食の専門家として社会の、誰かの役に立ちたいという思いはずっとくすぶっていました。やがて、子育ても一段落し、社会復帰を考え始めた頃、父に異変が起きました。

わずかな間に体重が激減。穏やかだった父がいら立って大声を出すようになり、視点も定まらず、無表情で無気力に。大きな病院で検査をしてみると、パーキンソン病を発症しているとわかりました。

それだけでもショックでしたが、その後すぐに母が脳梗塞で倒れ、私は両親のW介護をすることになったのです。

入院中の母の元へ通いながら、実家で父を介護する日々。「もっと早く病院に来て」という母の思いと、「早く病院から帰ってきてほしい」という父の願いの板挟みになり、一つしかない体は毎日クタクタでした。

母が退院してからは、母のリハビリの間は父をデイサービスに預け、何とかW介護を続けていました。そしてついに、父が力尽きてしまったのです。

父が亡くなったとき、私の心に広がったのは後悔でした。W介護の中で、ゆっくりでも自力で動ける父より、ほとんど動けず半身麻痺状態だった母を優先していたこと。私一人では限界があるのはわかっていました。けれど、介護を十分できずに父を逝かせてしまった。その事実は、今も私の胸に小さなトゲとなって残っています。

私は「お母さんのことは心配しないで。お父さんの分までしっかり診るから」と父に誓いました。その誓いを守るため、オンラインでできる仕事を見つけ、起業しました。今は自宅で母の介護をしながら働いています。

父には間に合わなかったけれど、その分、母には健康で長生きをしてほしい。そして、今、親の介護をしている人や、介護で子どもに負担をかけたくないと思っている人の助けになりたい。そう思いながら、原稿を書いています。

私が人生をかけて築いてきた機能性食養学メソッドの一つ、五臓六腑《ごぞうろっぷ》を整えるケア。これがあなたの、もしくはあなたの大切な人の健康ライフを支える一助になれば、こんなにうれしいことはありません。

もくじ

第3章

精神活動をつかさどる心と小腸

第4章

消化吸収をつかさどる 脾と胃

第5章

呼吸をつかさどる 肺と大腸

第6章

生命と水分代謝をつかさどる腎と膀胱

第7章

五臓六腑を通じ合わせる三焦

第1章

五臓六腑って何ですか？

1

健康をとり戻すには五臓六腑は見過ごせない

「五臓六腑に染み渡る」といった言い回しは、イマドキの若い人にはピンとこないかもしれませんが、中高年世代にはなじみのある表現です。とはいえ、五臓六腑が何なのか、正確に理解している人は少ないでしょう。

けれど、この**五臓六腑こそ、100歳まで元気に過ごすための重要なファクター**なのです。


五臓とは、東洋医学のもととなる「五行学説」の中の考えで、肝、心、脾、肺、腎の5つの臓腑《ぞうふ》のことをいいます。

ただし、西洋医学でいう内臓とは少し違います。たとえば、肝は肝臓とイコールではなく、自律神経や感情をコントロールし、血を貯蔵して調整する役割の臓腑を表します。

このように東洋医学の五臓は、西洋医学の内臓とは考え方や機能が異なるのです。

ここで、西洋医学と東洋医学の根本的な違いについてご説明しておきましょう。

現代の医学は、病気や症状を重視する西洋医学が基本となっています。医師は症状から病気を予測し、検査データをもとに病名を確定。その病気に沿った治療をおこないます。

これは対症療法と呼ばれ、症状を抑えることに長けているので、早い改善が期待できます。けれど、病気によっては再発する場合もあり、何度も同じ症状をくり返すこともあれば、新たな症状が現れることもあります。

風邪を例に考えればよくわかるでしょう。風邪薬を飲めば症状は治まりますが、再び風邪をひくのはよくあること。しかも、風邪の症状はそのときどきによって、喉の痛みや咳、発熱など変化するものです。

また、西洋医学の特徴として、検査データに異常がなければ病気ではないとみなされることがあります。体調不良で病院に行ったものの、検査結果には表れないから治療してもらえない。そんな経験をした人もいらっしゃるでしょう。

自覚症状はあるけれど検査では異常が見つからない、いわゆる「未病《みびょう》」は西洋医学が不得意とするところです。そうしたとき、東洋医学を加えて見ていくと、不調を改善できる可能性はぐっと高まります。

東洋医学では「体は全身が関連する一つの有機体」という考え方をします。つまり、症状が出ている部分だけでなく、関連するほかの部分も合わせて見ていくことが基本です。そして、同じ症状や病気であっても、その人それぞれの体質や食生活、環境によって治療内容は変わります。

どうしてその症状が現れているのか、その原因を調べてアプローチするのが東洋医学の考え方です。

原因はその人の普段の生活やもともとの体質に起因することもあるので、同じ病気や症状だからといって一律に同じ薬を処方することはありません。

西洋医学で処方される薬に即効性があるのに対し、東洋医学の漢方薬は、私たちが日々食べている食物が「生薬《しょうやく》」という形で含まれているもの。即効性には欠けますが、五臓を養生《ようじょう》する働きがあり、じわじわと効きめを発揮します。

そして、**薬だけではなく、食事や生活習慣などを含めた養生が重要だと考えるのも、東洋医学の特徴**なのです。

ちなみに私自身、アトピー性皮膚炎や花粉症、喘息などの免疫疾患に長く悩んできました。内臓もボロボロ状態でしたが、臓腑をケアすることで、今ではすべてのアレルギー疾患を克服することができました。臓腑の役割や機能を知ったうえで適切なケアをすることが、体の不調も未病も病気も楽になることを、身をもって学んだのです。

五臓六腑は健康のバロメーター。しっかりチェックして、いつまでも元気に過ごしていきましょう。

2

若々しくいるための秘《ひ》訣《けつ》とは

あなたのまわりにもいませんか？　実年齢よりだんぜん若く見える人。少し前に「美魔女」なんてことばが流行りましたが、はたして彼女たちは若々しさを保つためにどんな努力をしているのでしょう。

まず思いつくのは、エステティックサロンへ行くことや高級化粧品を使うことなど、特別なケアです。

優れたプロのお手入れも、悩みに特化した成分が入った化粧品も、たしかに若さをキープする一助にはなり得ます。

けれど、それは一時しのぎにすぎません。

先ほどの西洋医学と東洋医学の違いを思い出してください。エステや高級化粧品は、シミやシワ、たるみといった目に見える衰えをケアするもの。いわば、西洋医学の対症療法と同じです。

では、東洋医学的な考えから若さを保つケアとは、何だと思いますか。

答えは簡単。

体の内側をケアすること。五臓六腑、中でもとくに腎を健やかに保つことです。見た目年齢は体内年齢とイコール、と言っても過言ではありません。

次に、シミやシワに大きく影響するターンオーバーについて考えてみましょう。

ターンオーバーは肌が生まれ変わるサイクルのことで、一般的には28日周期といわれています。

けれど、それは25歳くらいまでの話。実は、加齢とともにターンオーバーの日にちは長くなるといいます。

それによってシミやシワが増えたり、乾燥や血色不良などが肌に表れたりします。

何もしなければ、年とともに体内の機能は衰えていくもの。

どんなに成分の優れた化粧品を使っても、プロにお手入れをしてもらっても、肌の老化は食い止められません。

では、体内が元気ならばどうでしょう。細胞は活性化して、血液や体液も滞りなく循環。ターンオーバーにかかる日にちを少し早めることが期待できそうです。

体内年齢の若さをキープするには、五臓六腑を健やかに保つことが大切。加えて、外側のケアをしていくことで若々しい美肌を手にすることができるでしょう。それはきっと、あなたの自信につながります。

世の美魔女たちは、外見を磨くだけでなく、むしろ体内年齢を重視して、ケアに気を遣っているのではないでしょうか。

3

とり換えが利く臓と利かない腑

重篤な病気や不慮の事故などによって臓腑が機能しなくなる。そんな可能性もゼロではありません。その場合、機能不全となった臓をとり出し、新たな臓を移植することになります。そうして臓の機能をとり戻し、命をつなぐのです。

けれど、ここで一つ問題があります。臓腑には、移植できるものとできないものがある、ということです。

基本的に五臓は移植可能ですが、六腑は移植できない場合が多いようです。**五臓が気血水《きけつすい》を作り、貯蔵する役割**なのに対し、**六腑は食べものの通り道であり、消化吸収の役割**を担っています。胆、小腸、胃、大腸、膀胱、三焦《さんしょう》からなる6つの腑です。

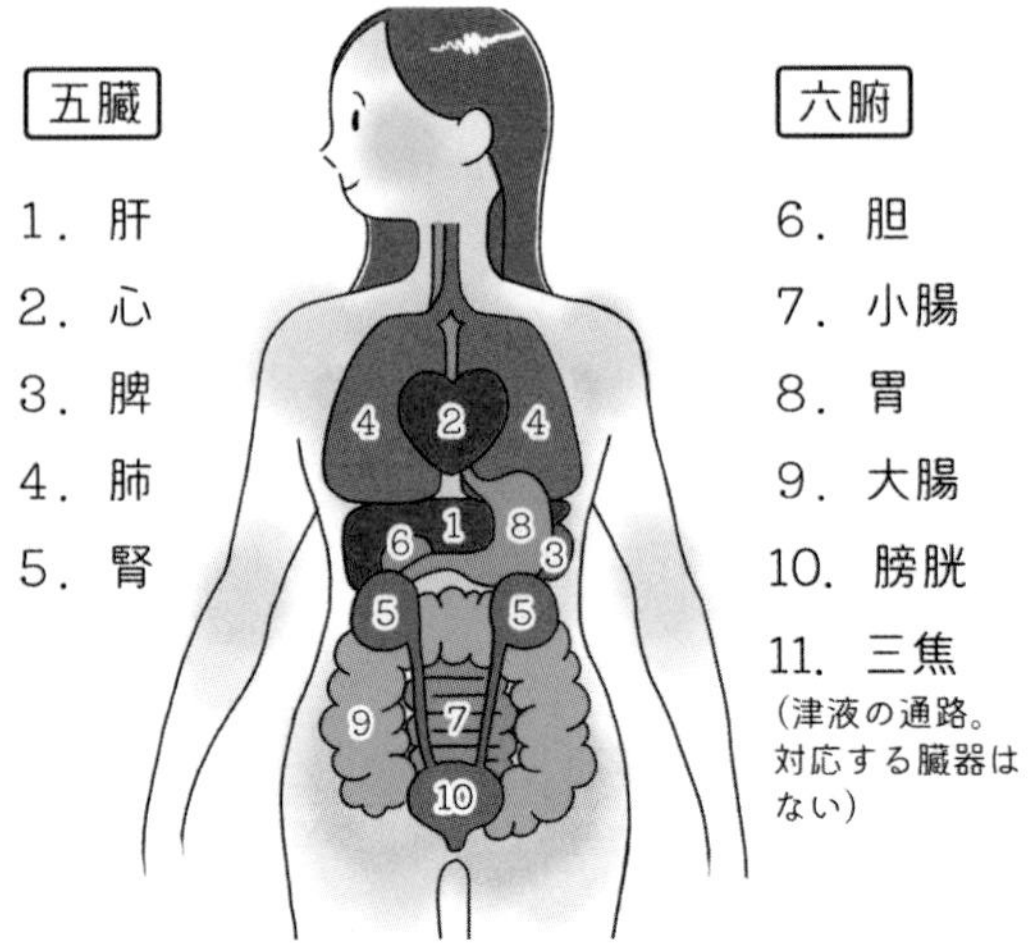

現代の医療において移植が可能な臓腑は、心臓、肺、肝臓、腎臓、膵臓、小腸、眼球(角膜)。照らし合わせてみれば、六腑では小腸のみが移植可能ということになります。

簡単に言うと、五臓はとり換えが利くけれど、六腑はとり換えが利かないとなりますが、だからといって換えの利く五臓を気遣わなくていいという話ではありません。

そもそも新しい臓を移植するとひとことで言っても、当てはまる人がいるかどうかは運のようなものです。仮に臓の移植に成功したとしても、なじむまではどうしても体に負担がかかります。臓を移植するということには大きなリスクが伴うのです。

だからこそ、換えの利かない六腑はもちろんのこと、たとえ換えが利く五臓であっても、ケアを怠らないことがとても重要だとおわかりいただけたでしょうか。

コラム

六腑だけど移植できる膀胱

基本的に六腑は換えの利かない臓腑ですが、一つ例外があるとすれば、それは膀胱です。人工膀胱や人工肛門という形で外部に袋をとり付けることができ（ストーマ）、そういう意味では「換えが利く」と言えます。

たしかに、役割を代理することはできるかもしれません。けれど、それによってかかる負担を考えると、話はそう単純ではありません。

体の中で自然におこなわれていることを、外部の袋で代用するとなれば、臭いも気になりますし、袋をとり換える手間もかかります。そして、その煩わしさと生涯付き合っていかなくてはならない。そこにフラストレーションを感じるのは当然のことでしょう。

4 長生きに関わる臓腑とは

生命をつかさどる重要な臓器、と言われて思いつくのは何ですか？
西洋医学的には、心臓、脳、肺といったところでしょうか。東洋医学では、肝や腎がかなり重要な役割を担っています。

さて、ここで一つ、気づくことがあります。体への司令塔である脳。電気がなければ電化製品が動かないように、脳波が止まれば人は脳死を迎えます。
これほど生命に直結し、感情や行動にも影響を及ぼす脳が、五臓六腑には含まれていません。それはなぜなのでしょう。

先に正解を言ってしまうと、脳は五臓に含まれていないのではなく、五臓にその機能を振り分けていると考えられているからです。

たとえば、脳の機能のうち、情緒活動や自律神経の働きは肝へ。精神活動は心が統制し、脳の発達や機能維持は腎が担っています。また、脳の機能の一つである感情については、5つの臓で分け合っています。「怒る」が肝、「喜ぶ」は心、「思う」は脾、「憂う」が肺で「恐れる」が腎です。

ですから、東洋医学では、感情が高ぶり過ぎると、それを担っている臓腑が傷つくと考えます。

精神的ストレスがさまざまな病気を呼び起こすこともよく知られています。病は気からも、あながち間違っていないようです。

五臓の中で生命に深く関わる臓は、肝と腎です。肝は生きるために必要な気や血に、腎は生命活動の根本的なエネルギーや老化現象にも影響を及ぼします。

脳や心、肺はもちろん重要ですが、肝と腎もまた、長生きには欠かせない臓ということです。

5 気、血液、津液《しんえき》などを整えることで臓腑は守られる

東洋医学では、**人の体を構成し、生命を維持する基本的な要素を「気」「血」「水」**だと考えています。どれが不足しても、滞っても、3要素のバランスが崩れても、体に不調が起きます。

気は、生きるために必要なエネルギー。生命活動を支える5つの作用があります。

気の作用

1. **推動《すいどう》** 成長発育、血液循環、ホルモン分泌など生命活動を推進する
2. **防御《ぼうぎょ》** 病邪と闘い、体内への侵入を防ぐ。免疫機能の維持
3. **固摂《こせつ》** 異常発汗や出血、失禁を抑制する。漏出・排出過多の統制
4. **温煦《おんく》** 体温の維持や熱の産生、組織器官を温める
5. **気化** 気・血液・津液の相互変化や代謝をおこなう

気が不足するとエネルギー不足に陥ります。疲れやすくなり、やる気も減退しがちです。

また、**気の巡りが悪い場合は、イライラしやすくなる**ことも。

今、あなたの中で気が充実しているか。次のチェックリストで確認してみてください。当てはまる項目が多いほど、あなたの気は低下、もしくは不調の可能性があります。

気の不調チェックリスト

- □ やたらと汗をかく
- □ 疲れやすい
- □ 全身に力が入らない
- □ 食欲がない
- □ イライラする
- □ 眠れない
- □ ゲップがよく出る
- □ おならがよく出る
- □ おなかが張る
- □ おなかが痛くなる
- □ おなかの痛みが移動する
- □ 咳が出る
- □ 喘息のような症状が出る
- □ 吐き気がする

血は西洋医学でいう血液のこと。全身に栄養を行き渡らせ、体を潤す働きがあります。

また、人の精神活動を支えるのも血の役割です。

血の持つ生理作用は大きく分けて二つあります。

血の作用

1	**滋養**	全身に栄養を運ぶ
2	**寧静《ねいせい》**	精神を落ち着かせる。女性の場合は月経の調節も担う

血の絶対量が不足するとめまいを起こしたり、肌や髪にツヤがなくなります。さらに、脾や胃の機能が低下することも。

また、血の巡りが悪くなると、手足が冷えたりしびれたりします。最悪の場合、血栓や血管破裂などの重大疾患を招く恐れもあります。

血の不調は気の不調を伴うこともあるので要注意です。

次のチェックリストで、今のあなたの血の状態を確認しましょう。

血の不調チェックリスト

- [ ] 目がかすむ
- [ ] 目が乾く
- [ ] 目が疲れる
- [ ] めまいがする
- [ ] 動悸《どうき》がする
- [ ] 顔色が悪い
- [ ] 舌や唇の色が薄い
- [ ] 手足が冷える
- [ ] 月経が不順
- [ ] 月経痛がひどい
- [ ] 髪がパサつく
- [ ] 目の下にクマがある
- [ ] 血行障害がある
- [ ] 肌が乾燥する
- [ ] 肌がくすんでいる
- [ ] 爪が変形している
- [ ] 手足がしびれる
- [ ] 熱がある
- [ ] 鼻血が出る
- [ ] 口の中が渇く
- [ ] 口の中が苦い
- [ ] 喀血《かっけつ》する
- [ ] 嘔血《おうけつ》する
- [ ] 下血がある
- [ ] 神経痛がある
- [ ] 子宮筋腫と言われた

津液とは、体内を巡る水分の総称。汗や唾液、涙、リンパ液などを指します。体を隅々まで潤す働きを持つ一方で、汗や尿として余分な水分を排出するのもまた、津液の役割です。

津液の生理的機能は3つあります。

津液の作用

1 関節を滑らかに動かす

関節の周囲に津液が集まり、曲げ伸ばしをサポートする

2 五液を生成する

体表面の津液のこと。関連する五臓が生成している（肝：涙、心：汗、脾：よだれ、肺：鼻水、腎：唾）

3 骨髄、脳髄を潤す

肺がポンプ役となり、津液を全身に巡らせる

津液が不足すると、肌や髪が乾燥したり、関節が痛んだりします。津液が不足する原因は、食生活の乱れのほかに、運動をし過ぎてもなる場合があるので、何事も程々に。

また、**津液が滞ると、浮腫が出たり、ダルさを覚えたり**もします。原因は、水分や冷たいもののとり過ぎ。甘いものや脂っこいものも

津液の不調チェックリスト

- ☐ 肌が乾燥している
- ☐ 髪が乾燥している
- ☐ 喉が渇く
- ☐ 鼻が乾く
- ☐ 口の中が渇く
- ☐ 関節が痛む
- ☐ 便秘である
- ☐ 尿量が減少した
- ☐ めまいがする
- ☐ 月経痛がひどい
- ☐ 吐き気がする
- ☐ 腹水がたまる
- ☐ 浮腫がある
- ☐ 下痢をしている
- ☐ 頭が重い
- ☐ 体がダルい
- ☐ 頻尿である
- ☐ 暑がりである
- ☐ 汗をよくかく
- ☐ 顔に吹き出物がある
- ☐ 膀胱炎である
- ☐ 大腸炎である

津液を滞らせる要因となるのでこちらも程々に。

今のあなたの状態は、前ページのチェックリストで確認できます。

気・血・津液、それぞれの状態はいかがでしたか？

もしも不調に陥っているとしても、ここから先のページを読めば大丈夫です。五臓六腑、それぞれの臓腑の役割や機能を理解し、あなたに合った薬膳で養生をすれば、きっと改善に向かうはずです。一緒に学んで、健やかな体をとり戻しましょう。

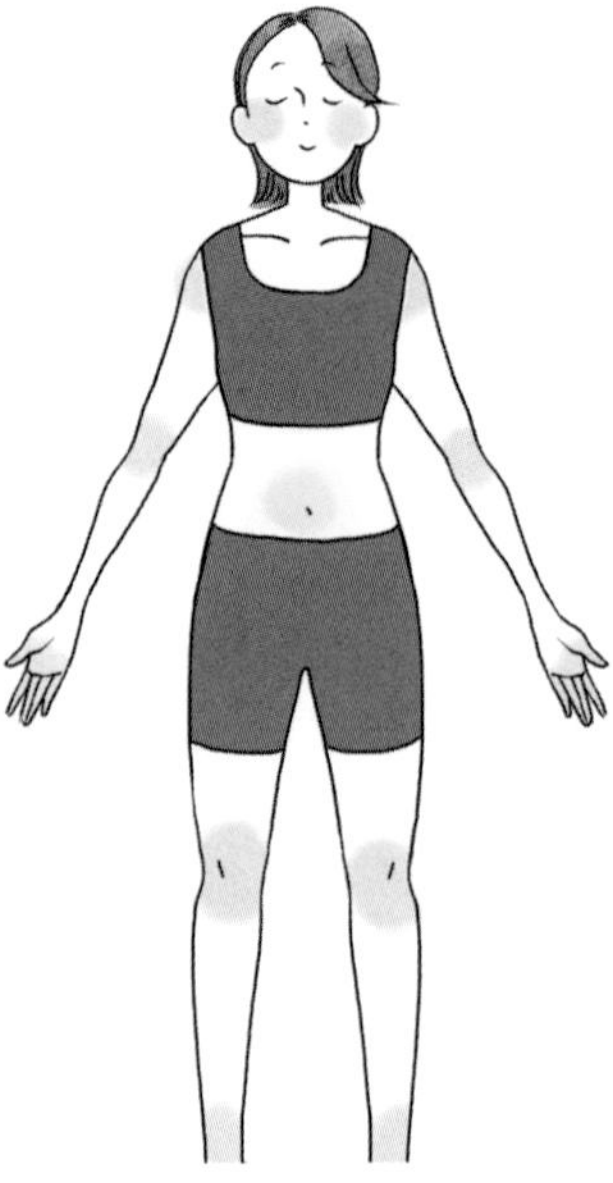

6 健康をもたらす薬膳の効果

東洋医学はゆっくりじわじわ効いてくるというお話を最初にしました。また、漢方薬だけで治るものではないとも言いました。

もしも今、あなたが不調を、病気を抱えているのなら、まずは生活習慣と食事を変えてみませんか。その助けになるのが、**薬膳**です。

薬膳と聞くと「何だか難しそう」とか、「特別な材料が必要なんじゃないか」と考える人も多いでしょう。けれど、そんな心配はいりません。

薬膳は漢方と違って薬ではありません。**日々の暮らしの中で、身近な食材を使っておこなう食事による養生法**です。あなたに現れている症状に合わせて、あなた自身の体質や生活習慣に合わせて、また、季節にも合わせて。最適な食材を選び、調味料や調理法も今のあなたにベストなものをセレクト。**毎日の食事が五臓六腑をケアする薬膳になります。**

薬膳も、もともとは治療目的のものでしたが、この本でご紹介する薬膳の役割は治療ではありません。

- **五臓六腑を養生すること**
- **健康を維持すること**
- **病気を予防すること**

この3つが薬膳の目的であり、役割です。

人間は誰でも毎日食事をします。だから、忙しい人も飽きっぽい人も、食べて養生する薬膳なら無理なく続けていけるはず。

何度も言いますが、特別なことは何もありません。今すぐに始められます。

まずは、五臓六腑の役割と機能を知っていただき、それぞれを養生する食材や調理法を試してみてください。それが、あなたを幸せで健康な100歳に導く第一歩です。

第2章

全身のコントロールをつかさどる肝と胆

1 体より精神を解毒することから始めよう

五行の木に属する肝は春に働きが活発になり、風の影響を受けやすくなります。

東洋医学では、**地球上のあらゆるものが「木」「火」「土」「金」「水」の五行から成り立っている**という考えが根本にあり、それは薬膳を知るうえでも基本となります。五臓に当てはめると、肝は木、心は火、脾は土で肺は金、腎は水です。そして、季節もまた、五行と結びついていて、春が木、夏が火、梅雨は土、秋は金、冬が水となります。

こうした五行を軸にした関係は互いに影響を与えやすいので、春の薬膳では肝を養生する食材や味覚をとり入れていきます。

具体的な食材については後述いたしますが、ここではもう少し、春と肝の関係について考えてみましょう。

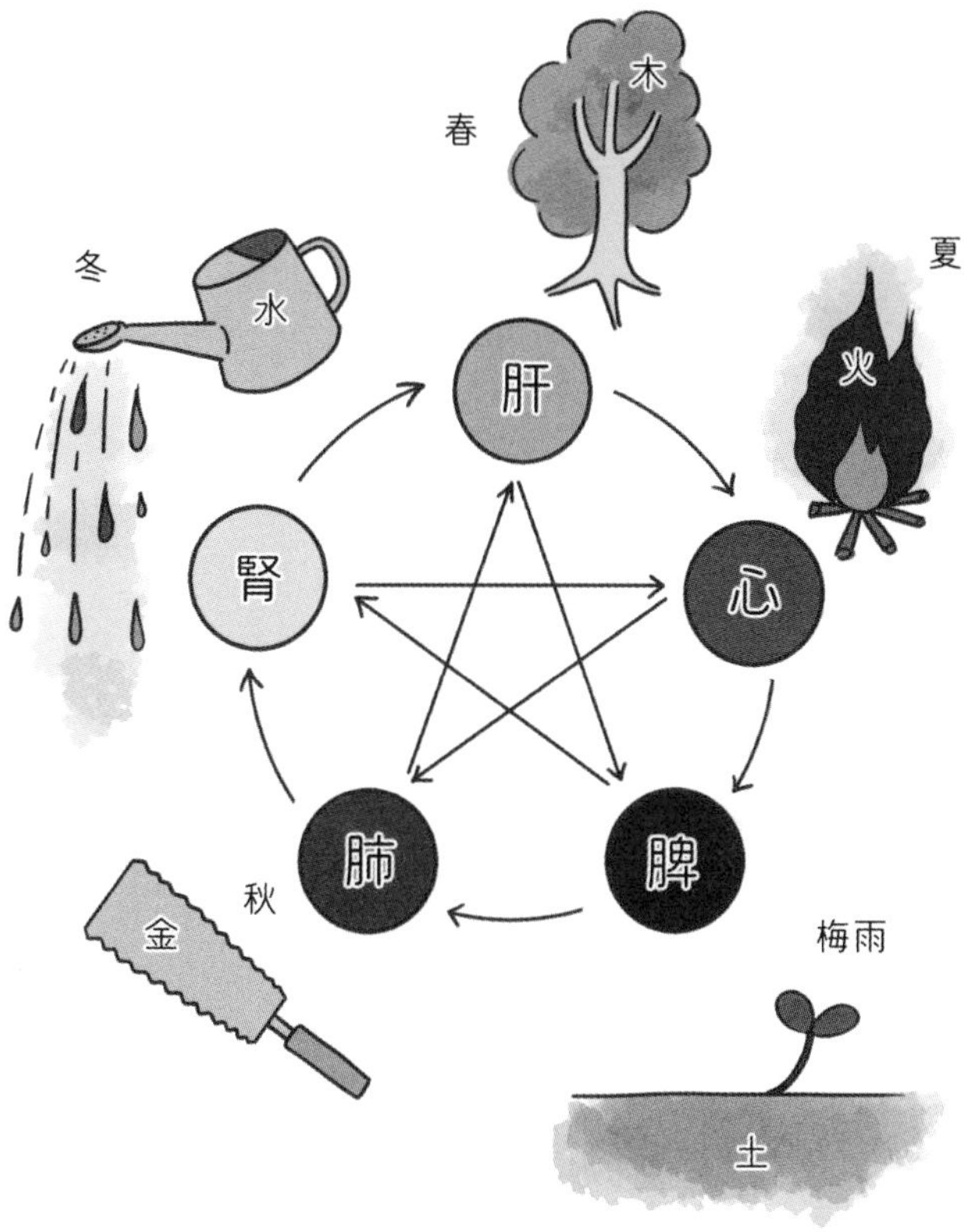
春
木
夏
火
冬
水
肝
腎
心
肺
脾
秋
金
梅雨
土

春は自然界のすべてが伸びやかに成長する季節です。

暖かくなるにつれて木々は若葉をつけ、花が咲き始め、虫や動物たちも冬眠から目覚めて活発に動き始めます。

そして、春の暖かな東風は作物を成長させる力があるといわれています。こうした自然界の動きは、私たちの体とも無関係ではありません。

東洋医学では「天神相応《てんじんそうおう》」という考え方がありますが、これは、人間と自然は一体であり、人間も小さな宇宙だというもの。

伸びやかな春の自然界のように、人間も心身ともにリラックスして、ゆったりとした生活を送るのが理想なのです。

ところが、人間界の春は新年度の始まりでもあり、新たな環境や人間関係に不安やストレスを抱える人も少なくありません。

たとえば、新学期に新しい担任の先生はどんな人だろうとか、クラスメートと仲良くできるかしらと心配は絶えません。新社会人なら、職場の先輩との関係や仕事に不安を覚えることもあるでしょう。

それは、新たな生徒を迎える先生や新入社員を指導する先輩や上司にとっても同じこと。ちょっとした環境の変化が知らず知らずのうちに負担になっていることもあります。

こうしたストレスは肝を傷つける原因となります。肝が不調となると、イライラしたり、怒りやすくなったり、感情が不安定になる場合も。これは、肝には感情を調整するという働きがあるからです。

春先に気分がふさぎ込んだりすると「五月病」などといわれますが、これも肝の不調と無関係ではないかもしれません。

自然界と同じく、**春をのびのびと過ごすためには、肝の養生が大切**。まずは、精神のデトックスから始めましょう。

2 感情を調節する肝《きも》は肝

肝は自律神経や感情をコントロールする臓。大きく分けて2つの機能があります。一つは「疏泄《そせつ》作用」。**全身の気の働きを調整し、巡りを良くする機能**です。疏泄が正常に働いていると、精神状態が安定し、気持ちも晴れやかに。うららかな春の日差しのように穏やかな心持ちで過ごすことができます。

疏泄は不足しても過剰になっても精神状態が乱れやすく、不足している場合は、不安感が強くなったり、抑うつ状態に陥ったりします。逆に過剰になってしまうとイライラしたり、怒りっぽくなったり。

環境の変化などで感情が不安定になりがちな春は、ただでさえ肝に負担がかかりやすい季節です。そんな時に肝を養生せずに放置してしまえば、疏泄が正常に働かないことは火を見るよりも明らか。精神状態の不安定さに拍車をかけてしまうことにもなりかねません。

感情や本能、情緒などの「情志《じょうし》」をうまくコントロールするには、疏泄がちょうどいいバランスで働いている状態が必須です。そのためには、疏泄作用を持つ肝を健やかに保つことが重要になります。

肝の主な機能のもう一つは「蔵血《ぞうけつ》作用」です。これは、**血液を貯蔵して、その流れを調整する働き**のこと。

巡りを良くするという意味では疏泄と同じ役割ですが、こちらは肝だけでなく、第3章に登場する「心」とのコンビネーションで血液の循環を正常に保っています。肝が貯蔵した血液を、心がポンプ役となって全身に運んでいくのです。

肝の不調によって蔵血作用が滞ると、体の各部が栄養失調状態に陥ります。とくに大きな影響を受けるのが、五行の木のグループに属する筋や目です。逆に、こうした部位に何かしらの変調を感じたら、肝が弱っているかもしれません。

3 ストレスや抑うつによる不調を抑える

春に多いとされるストレスや抑うつによる不調は、肝を健康に保つことで抑えることができます。

その方法をご紹介する前に、まず、あなたの肝の状態を知る必要があるでしょう。

肝が健康であるかどうかを知るには、いくつかのチェックポイントがあります。肝との関係が深い筋や目もそうですが、そのほかにも見てわかる、また、感じることができるポイントがあります。

では、次のチェックリストを確認してください。一つでも当てはまれば、肝は問題を抱えている可能性があります。そして、当てはまる項目が多ければ多いほど、あなたの肝は危険な状態といえるでしょう。

肝の不調チェックリスト

- □ よく眠れない
- □ たくさん夢を見る
- □ 夜中に何度も目を覚ます
- □ 目が乾燥する
- □ 目がかすむ
- □ 目がしょぼしょぼする
- □ 下肢がだるい
- □ 耳鳴りがする
- □ 頭痛がよくある
- □ 手足がしびれる
- □ 皮膚が乾燥しがち
- □ 髪がパサつく
- □ 髪が抜ける
- □ 爪が変形する
- □ すぐにイライラする
- □ 怒りっぽい
- □ 情緒が不安定になる
- □ 胸が苦しくもだえる
- □ 胸や脇に張りがあり、痛みもある
- □ 溜息《ためいき》が多い
- □ 胸がムカムカして、吐き気がする
- □ 嘔吐《おうと》する
- □ 食欲がない
- □ 下痢気味である
- □ 腹痛を起こしやすい

肝が不調であるサインとしてわかりやすいのは、目に出てくる症状です。たとえば、かすみ目やドライアイなどの目のトラブル。爪に縦線が入ったり、白濁する、黄色みがかるなども肝からのサインといえます。また、手足の痙攣《けいれん》やしびれなど筋力低下からくる症状も同様です。これらは、肝の蔵血が不足していることを意味します。

疏泄の機能が低下すると、胃や腸の働きが落ちて消化不良を引き起こします。下痢や便秘をしやすくなったら要注意です。

さらに、感情が不安定になるのも疏泄がスムーズにおこなわれていない証拠。イライラや抑うつ感、不安などを感じることが増えるでしょう。そのほか、睡眠や食欲にも影響が出る場合もあるようです。

さあ、あなたの肝は健康でしたか。もし不調を抱えていたとしても大丈夫です。あなたの肝を元気にする方法をこれからご紹介していきます。

4

気の流れとバランスを整え、循環を整える

肝を健やかに保つためには、肝単体ではなく、関係の深いほかの臓や腑にも注目をする必要があります。

とくに臓と腑はお互いに助け合いながら機能しているので、どちらかが不調になると、もう片方の機能も低下してしまいます。

肝のパートナーは胆です。胆は食事から得た栄養素を全身に行き渡らせる役目があります。その時に必要なのが胆に貯蔵されている胆汁。その胆汁を作っているのが肝なのです。**胆が正しく働いていれば、消化機能が十分に働き、栄養素を全身に届けること**ができます。しかし、胆が不調となれば、肝も不安定になりがち。

このように、五臓と六腑は表裏関係にあり、互いに影響し合います。

胆にはもう一つ、**決断を担うという機能**があります。肝が精神を安定させ、胆が物事を決定することで、精神活動が正しくおこなわれることとなります。

しかし、肝が不調で感情が不安定であれば、胆も弱って優柔不断になったり、気が小さくなったりもします。また、胆が不調になれば、それに引っ張られて肝も正常を保てず、その結果、感情のコントロールがうまくいかなくなってしまいます。

影響し合うのは、臓と腑だけではありません。臓同士もそれぞれに補ったり、助けたりする関係にあります。

たとえば、肝の機能である蔵血は、ポンプ役の心と協力し、血液を全身に循環させます。さらに、肝はその生理的な機能として伸びやかな上昇性を持っています。

その一方で、肺には上昇性を抑える「粛降《しゅくこう》作用」があります。肝と肺がバランスをとり合うことで気の流れを正しく保つことができ、全身の循環が整うのです。

次の項目では、肝を元気に、丈夫にする春の薬膳について、具体的な食材をピックアップしながらご紹介していきます。

5

発散性があって香りの強いものは臓も感情も整える

春の薬膳は、肝を丈夫にすることが命題です。基本は肝を養生する食材。疏泄をスムーズにするものや気血や肝を養うものです。また、肝の養生の基となる脾を養う食材も有効です。

では、具体的にどんな食材を使えばいいのか、ここでいくつかご紹介していきましょう。

基本的には旬の食材を使うのが良いとされています。

その中でも、肝の養生となるような食材を選び、五行の木グループの味覚「酸味」を意識して調理すると、なお良い食養となるでしょう。

気血、肝を養う食材

米、はと麦、トウモロコシ、キャベツ、イカ、牛乳、豆乳、卵

気の流れをよくする食材

そば、大根、セリ、セロリ、ネギ、ショウガ、香菜、ミョウガ、ミツバ、柑橘系のフルーツ

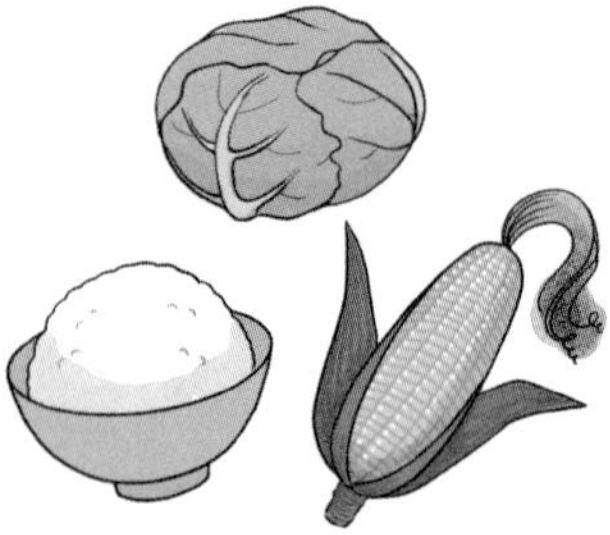

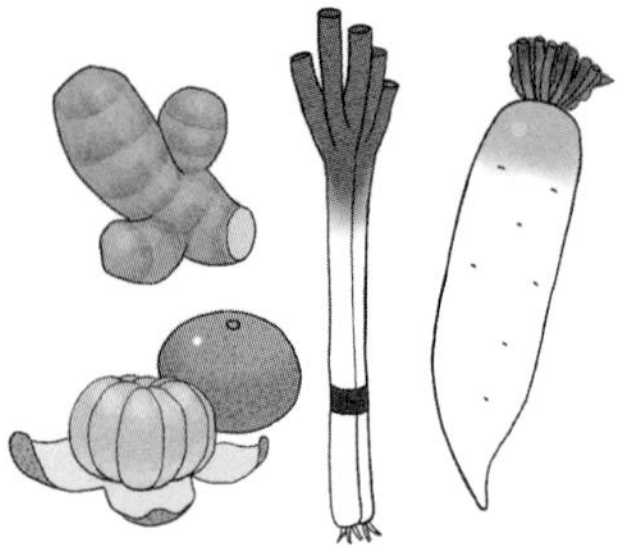

春は陰気が弱まり、陽気が強くなっていく季節です。陰の性質を持つ肝は、体内の陽気が急に高まるとバランスを崩しやすく、上半身のトラブルにつながる場合もあります。

そこで、体内に陽気をため過ぎないよう、**内部にたまったものを排出させる、発散性のある香りの強い食材がおすすめ**です。

上のイラストを参考にしてみてください。

6

精神の安定を手にすることで心穏やかに

肝は精神活動に大きく影響する臓です。その肝は春に呼応し、その影響を受けやすいとされています。

新年度や新学期の始まりである春は、入学や就職、進学、はたまた転勤など、さまざまな環境の変化にさらされる季節でもあります。

学校が変われば、新しい人間関係の中に放り込まれ、慣れない通勤の電車やバスに疲れを感じることもあるでしょう。

そういった意味では、春はストレスを抱えやすく、肝にとっては厳しい環境といえるかもしれません。

そんな**春を心穏やかに乗り切るには、肝を健やかに保ち、精神を安定させること**が重要です。

その助けとなるのが、薬膳。前の項目でピックアップした食材を使った春の薬膳メニューは、きっとあなたの肝を健やかに、丈夫にしてくれることでしょう。

何も特別な食材は必要ありません。身近にあって普段使っている野菜や調味料で十分です。大切なのは、季節や養生する臓に合った食材や調味料を選んで調理すること。毎日の食事にすぐにとり入れられるからこそ確かな効果が出ます。

この後の章でも、五臓六腑を一つひとつとり上げながら、それぞれの機能と適した薬膳をご紹介していきます。

●肝のポイント

肝が不調になると、気・血・津液の流れが低下。イライラしたり怒りっぽくなったり、血流量も不足するため、目や筋に異常が現れます。

養生としては、肝を保養すること。陽気を発散させましょう。

第3章

精神活動をつかさどる心と小腸

1

全身に勢いをつける、命の出発点

心は五臓の中でもかなり重要な役割を担う臓です。その主な役割は二つ。

一つは、**血を全身に循環させる**働きです。

血は酸素や栄養物質を体の隅々まで届ける役目がありますが、その血を全身に送り出すポンプとなるのが心です。

もし、ポンプの押し出す力が弱ければ、血を全身に巡らせることはできず、循環が滞ってしまいます。そうなれば、体は酸素不足、栄養不足に陥ってしまうことでしょう。

また、血は全身に流れるものですから、心の不調はそれ単体だけではなく、ほかの臓腑にも影響を及ぼします。だからこそ、心は大切な臓なのです。

そして、心のもう一つの役割は、「神志《しんし》」のコントロール作用です。**神志は、意識や理性、知性などの精神活動を意味することば。それをつかさどるのも心の役目**です。西洋医学的に言えば、大脳の働きに近いでしょう。心が不調になると、神志の働きも悪くなり、それは精神面にも影響を及ぼします。

たとえば、不安感や焦燥感を覚えたり、眠れなくなったり、動悸がしたりなど、さまざまな症状が現れる場合も。精神疾患の改善に心のケアをする漢方が使われることがあるのは、そうした因果関係があるからです。

心とペアとなる臓腑は小腸です。小腸の役割は、胃で消化され粥状になった飲食物をさらに消化すること。体に必要なものと不必要なものに分別し、必要な栄養素は脾へ送り出します。

不要なものを大腸へと運ぶのも小腸の役目です。心の働きが弱まると、小腸の消化機能を補助することができなくなり、便秘または下痢など排せつ不調に陥ります。

では、心を正常に、健康に保つにはどうしたらいいのか。薬膳を含め、さまざまな方法をご紹介していきましょう。

2 血液循環と栄養を送る臓器の働きを活性化

五行に照らし合わせると、心は「火」に当たります。対応する季節は夏。日差しが強まり、気温も上昇するとともに、陽気がもっとも盛んになる時期でもあります。

ここで少し、陰陽についてお話ししていきましょう。

東洋医学では、あらゆるものが五行から成り立っているという「五行学説」が根本にあると前章で言いましたが、もう一つ、すべてのものには陰と陽があると考える「陰陽学説」も同時に存在します。

陰と陽は強まったり弱まったりしながら、互いを抑えることでバランスを保っています。

文字の印象から、「陰」は悪いもの、「陽」は良いものと感じる方もいるかもしれません。

たしかに、陰と陽は表裏一体ですが、どちらが良くてどちらが悪い、というものではありません。

相対する存在ですが、陰は陽がなければ、陽は陰がなければ、存在することができないのです。

陰と陽をひとことで表すなら、「陰」は静で、「陽」は動です。

たとえば、太陽が出ている昼は「陽」なので、活発に動いて行動をする時間。太陽が沈んで月が出る夜は「陰」になるので、静かに体を休めて眠りにつく。陰陽で考えれば、それが正しい生活サイクルとなります。

ですから、休むべき「陰」に夜更かしをしたり、動くべき「陽」なのに昼まで寝ていたりするような昼夜逆転の暮らしをしていれば、体調を崩すのは当然といえるでしょう。

陽気が盛んになる夏は、心の働きも活発になります。基本的には、エアコンの効いた室内で静かに過ごすより、積極的に動いて陽の気を体にとり入れることが大切です。ただし、**陰と陽はバランスが重要**。陽が盛んなときに動き過ぎると、陰とのバランスが崩れてしまいます。

そもそも東洋医学には、**バランスの乱れが病気を呼び起こす**との考えがあります。**過不足なく偏りのない中庸《ちゅうよう》であることが健康を保つ秘訣**だと考えられているのです。

陽気をとり入れる一方で、それが過剰になり過ぎないよう、薬膳を使って上手に陽気を発散させることが良策です。

3 精神不安や物忘れ、動悸に関係する場所はここ

心の不調が神志のコントロールに影響すると、先ほどお話ししました。具体的には、**神志のコントロールが乱れると、落ち着きがなくなり、イライラしたり、精神的に不安を覚えたりする**ようになります。

また、神志を保養できずに精神活動がうまく働かないため、記憶などにも悪影響が。物忘れがひどくなる人も少なくありません。

さらに、動悸も心の不調が原因で起こることがあります。心の虚弱によって血が不足したり、血行障害になったりすると体が冷えます。その冷えを改善するために拍動が増え、それによって動悸を感じるのです。中医学や漢方では動悸を「心悸《しんき》」ということがあるほどその関係は深いものです。

ではここで、あなたの心の状態を確認してみましょう。次のチェックリストを試してみてください。当てはまる数が多いほど、心の状態は良くないと考えられます。

心の不調がわかりやすいのは、心と関係が強い部位。五行で同じグループに属する、たとえば舌や汗です。舌の色が変わるのもそうですが、痛みやしびれ、炎症が生じる場合もあります。

心の不調が深くなると味覚障害を起こす場合も。口内炎なども心が弱っている一つのサインといえます。

汗もまた、心の状態を測るバロメーターです。運動もしていないのによく汗をかく、と感じたら要注意。汗をかきすぎると津液が消耗して、気血に影響を及ぼしやすいため息切れや脱力、夏バテ、熱中症などを引き起こすことにもなります。

さらに、心の状態が深刻になれば、動悸や不眠など、神志の乱れにもつながっていくのです。

心の不調チェックリスト

- □ 動悸がする
- □ 息切れがする
- □ 胸が苦しい
- □ 寝付きが悪い
- □ 夢をよく見る
- □ 朝早く目覚める
- □ めまいがする
- □ 顔色が青白い
- □ 不安を覚える
- □ のぼせがある
- □ イライラする
- □ 手や足裏にほてりを感じる
- □ 口の中が渇く
- □ 寝汗をかく
- □ 耳鳴りがする
- □ 腰や背中が痛む
- □ 虚弱体質である
- □ 精神が衰弱気味
- □ 倦怠《けんたい》感を覚える
- □ 手足や背中、または全身の冷え
- □ じっとしていても汗をかく

コラム

狭心症とコレステロール

狭心症は、冠動脈という心臓の栄養血管にごみがたまって狭くなり、心臓の筋肉に酸素や栄養が不足して起こる病気。胸に痛みや圧迫感を覚えます。軽いものであれば、しばらく安静にしていれば回復します。

狭心症を起こした際、血液検査をするとコレステロール値が高くなっていることが多く、その場合、抗コレステロール剤が処方されます。けれど、実はこのコレステロールは血管の修復をするために増えているもの。狭心症の改善にひと役買っているのです。

一般的には嫌われ者のコレステロールですが、時には体にとって必要な存在でもあります。そうしたメカニズムがあることも知っておいてください。

4 心を落ち着かせるために

心が不調な状態というのは、大きく分けて二つあります。

一つが血虚《けっきょ》。女性はとくにこの血虚になりやすいといわれています。

血虚とは、血が不足している状態のこと。生理が重い人などは血虚になる場合が多く、貧血などを起こすのはそのためです。また、夜更かしや脳を酷使し過ぎるのも血虚を促す要因と考えられています。

血虚を防ぐには、**規則正しい生活を送ること**。そして、**睡眠をしっかりとって体を十分に休めること**です。と同時に、血を貯蔵する役目を持つ肝のケアも合わせておこなうと良いでしょう。

もう一つ、血行不良状態も心の不調を招きます。

血の流れが滞った状態を瘀血《おけつ》といい、夏の生活環境がその原因となることがあります。エアコンの効いた部屋に長時間いたり、冷たい飲み物や食べものばかり食べたりすることで、体を冷やしてしまうからです。

瘀血が招く症状としては、頭痛や肩こり、生理痛などがあります。また、肌のターンオーバーが遅れることによるシミやソバカスなどの色素沈着も瘀血の典型的な症状です。

瘀血を起こさないために血の巡りをよくするには、**体を冷やさないこと**が大切。エアコンで冷えた部屋や冷たい飲食物はなるべく控えましょう。

また、夏だからとお風呂もシャワーで済ますのではなく、じっくりと湯船につかって温まるのもおすすめ。

さらに、ストレスも血の巡りを妨げる要因です。**リラックスした状態でゆったりと過ごすにも、お風呂タイムは有効**といえそうです。

5 ヤマイモ、鶏肉、カボチャに含まれる滋養で元気もりもり

ここからは、食べて心を健やかに保つ夏の薬膳についてご紹介していきましょう。

夏は陽気が盛んで、植物が葉を生い茂らせて成長します。自然も人も活動的になる季節。心もまたその働きを活発にします。

陽の気を体にとり入れる一方で、それがたまり過ぎるのは逆効果です。陽を程よく発散させる食材が必須です。また、汗をかきすぎると津液を消耗するので、水分や津液を補給する食材も欠かせません。

基本は肝のところでも述べたように、旬の食材を選ぶのが良策。ここでピックアップした食材をうまく組み合わせ、五行の火のグループにある苦味を加えるのがおすす

めです。

さらに、**心の状態に影響する血行を考えたとき、血を汚してしまう食べものはなるべく避ける**のが賢明です。たとえば、お砂糖たっぷりのデザートや、酸化した油が使われているジャンクフードなど。

血の汚れは血管のごみとなって血行を妨げる要因となります。**可能であれば、家での調理に使う油も厳選すればなお良し**です。

調理方法によって油を使い分けることが大切です。そこで私自身は、揚げ物など高温の調理にはココナッツオイル、焼いたり炒めたりするにはオリーブオイルを使います。本来、オリーブオイルは生、もしくは低温で加熱し過ぎないよう使うのがベストです。ドレッシングなど生で使う場合はアマニオイル、ＭＣＴオイルを選びます。

油の特性を知って使い分ける。そうした日々のちょっとした工夫が、薬膳の効果をより高めてくれるのです。

心の滋養となる食材

ヤマイモ、鶏肉、カボチャ

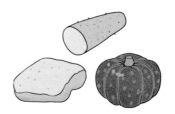

陽を程よく発散させる食材

キュウリ、ナス、ハスの実、
トマト、ゴーヤ、スイカ

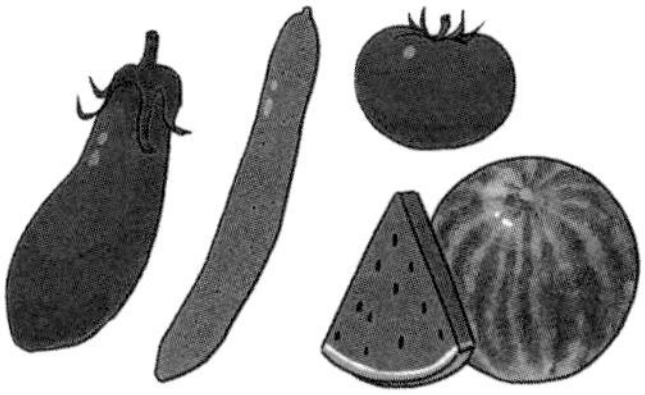

水分、ミネラル、津液を補給する食材

穀類、そば、クリ、小麦粉、卵、
トマト、緑豆、キャベツ

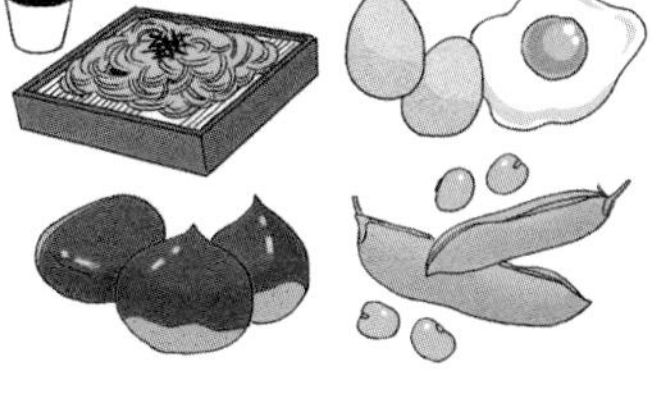

6

精神を安定させることで自律神経を整える

心は血を全身に循環させるポンプであり、精神や意識、思考をコントロールする司令塔。夏の陽気をとり入れて活発に働きます。

心を健やかに保ち、神志のコントロールを上手につかさどるには、規則正しい生活を送り、自律神経を整えることが重要です。

朝起きて太陽を浴び、日中に活動をして、太陽が沈んだら休み、夜はゆっくりと眠る。こうした規則正しい生活が乱れると、自律神経に狂いが生じます。自律神経は、活動する時に働く「交感神経」と、休息やリラックス時に働く「副交感神経」からなります。

本来は、日中に交感神経が働き、夜は副交感神経が働くのですが、生活リズムが乱れると、この切り替えがうまくいかなくなります。寝ている間も交感神経が優位なままとなり、神経は高ぶった状態です。眠りは浅くなり、リラックスできない神経は疲れてしまうのです。

実は、眠りが浅くなることでもう一つ、弊害があります。それは、脳のある仕事を邪魔してしまうということです。

人は睡眠中に脳の情報処理をおこなっているといいます。その日見たこと、体験したことなどを整理し、取捨選択して必要なところに収納するという動きです。眠りが浅いと脳は「目覚めている状態」と判断し、この情報処理がおこなわれないようです。たとえば、部屋の中を想像してみてください。洋服や本、雑貨、そのほかいろいろなものが整理もされず、散乱していたらどうでしょうか。とても気持ちよく過ごせる環境とはいえません。

脳内が乱雑な部屋のような状態であったら、それは正確な判断を鈍らせたり、感情のコントロールが利かなくなったりするのも無理はない、と思いませんか。

規則正しい生活と質の良い睡眠。自律神経を整える暮らし方に薬膳を加えれば、心は元気に働いてくれることでしょう。

●心のポイント

心が不調になると、血液の循環が低下。滋養されずに情緒不安定になったり、記憶力の低下を起こします。

養生としては心を守ること、そして夏バテ予防。薬膳では熱を冷ますこと、水分やミネラルの補給をする食材をとることが大事とされています。

第4章

消化吸収をつかさどる脾と胃

1

全身に届けるパイプラインを正常化し、栄養を循環

脾は胃とともに、食べものを体の中にとり入れ、消化吸収をおこなう臓腑です。人間の体を構成する要素「気」「血」「津液」の基となる「水穀《すいこく》の精微《せいび》」を生み出すという重要な役割を担っています。

水穀の精微とは、飲食物（水穀）から栄養素（精微）をより分けた生命活動を維持する根本物質のことです。これを作り、全身の各組織に供給することが脾の担うもっとも大切な仕事となります。

運ぶの「運」と消化吸収を示す「化」で「運化作用」と呼ばれています。

生命活動の根本を担うといっても過言ではない脾の役割ですが、実は、脾が単独で

おこなっているわけではありません。**ほかの臓器との連係が不可欠**なのです。

たとえば、心。気や血を全身に巡らせたり、臓腑の働きをスムーズにする「推動作用」がそうです。また、肺の「宣散作用」も同様。次の第5章で改めて説明しますが、これは、発散など外に向かわせるパワーをコントロールする作用のことです。

さらに、気を巡らせる肝の「疏泄作用」とも協力し合っています。脾の運化作用は、心や肺、肝とのコラボレーションにより、消化吸収をおこない、大切な栄養素を全身へと送り届けているのです。

もちろん、脾の一番のパートナーは「胃」です。胃は、口から入った食べものを最初に受け入れる器官。ここで粥状に消化して、それをゆっくりと小腸へと運びます。

脾と胃は表裏一体ですから、脾の働きが悪くなれば、食欲不振や胃もたれなど、胃にも不調が現れます。逆に胃の働きが悪くなれば、当然、脾にも影響が及びます。

脾をいたわるなら、まず、胃にやさしい食生活を心がけましょう。

2 酸素の運搬コントロールとストレスのない消化吸収

脾はストレスに弱く、湿気や過度の水分が機能を低下させるといわれています。

そんな脾が五行において対応する季節は梅雨。雨が多く湿度の高い気候は、農作物を豊かに育ててくれますが、人間の体にとって、過剰な湿気は体調を崩す要因ともなります。まして、湿気が苦手な脾にはかなり注意が必要な季節です。

少し余談になりますが、日本では梅雨は夏が訪れる前の6月頃ですが、中国では立秋前後の雨の多い季節を「長夏」と言って、日本で言う梅雨に当たります。日本の季節に照らし合わせるなら、第3章の「夏」に対応する心と小腸のお話は、「梅雨」とペアの脾と胃の後にするのが順当でしょう。

けれど、薬膳は中国伝統医学「中医学」の基本理論にのっとったもの。ですから、ここは中国の季節に合わせ、夏の後に梅雨、長夏という流れになっています。

話をもとに戻しましょう。脾は梅雨の時期に働きが活発になりますが、同時に、湿気の影響を受けやすいのも事実です。湿気が多いために汗をかきにくく、体内に余計な水分がたまりやすいことに加え、蒸し暑さから水分摂取量も増えがちです。とくに冷たい飲料をとる方も多いことでしょう。

けれど、湿気が苦手な脾や胃にとっては、これこそまさにストレス。疲弊や機能の低下につながってしまいます。

水分補給をするときは、水分はとり過ぎないように注意することが第一です。また、**体温に近い温度**であれば体にあまり負担がかかりません。私は「体においしい温度」と呼んでいますが、ちょっとした気遣いで、脾や胃をいたわることができます。

脾の機能が落ちると、津液の代謝も下がり、湿気過多によって気の巡りが悪くなります。体のあちこちに水分がたまり、ますます脾の不調に拍車がかかります。

こうした悪循環にはまらないためにも、「体においしい温度」の水分補給をおすすめします。

3

食欲不振による膨満感をなくす

脾の働きが悪くなると胃に症状が現れます。たとえば、食欲不振や膨満感などです。けれど、影響はそれだけではありません。脾はいわば、気血津液を体に行き渡らせるパイプラインです。その役目を考えれば、脾の不調は全身に影響が出ると考えられます。次のチェックリストを試し、いくつかの項目が当てはまるようなら、あなたの脾が疲れているかもしれません。

脾の不調は、頭痛や下痢、湿疹、腰痛、足のむくみなどのわかりやすい症状もありますが、**体のダルさや重たさ、といったどんよりとした症状**を伴うことも多いです。この場合、原因が脾にあると気づきにくいのが難点です。

そのほかにも、脾が傷ついていると、五行で同じ「土」のグループに属する口にも

脾の不調チェックリスト

- [ ] 全身に倦怠感がある
- [ ] おなかが冷える
- [ ] 手足がダルい
- [ ] 顔色が青白い
- [ ] おなかに不快感がある
- [ ] 腹痛をよく起こす
- [ ] 慢性の下痢
- [ ] 膨満感がある
- [ ] げっぷがよく出る
- [ ] 吐き気がある
- [ ] 食欲がない
- [ ] 嘔吐する
- [ ] 無気力である
- [ ] 頭痛がする
- [ ] 口の中が乾燥する
- [ ] 湿疹が出る
- [ ] よだれが多い
- [ ] 足のむくみがある

変調を及ぼす場合があり、味覚障害を引き起こすことにもなります。さらに、血尿や血便、不正出血や月経過多など、血脈のトラブルも脾に原因がある可能性が。これは、この後に説明する脾の働きの一つ「統血《とうけつ》作用」が関係しています。

コラム

逆流性食道炎と胃酸

最近よく聞く「逆流性食道炎」。胃酸の分泌が異常になっている状態です。主な原因としては、暴飲暴食が挙げられます。つまり、胃に負担をかけることが、この病気を引き起こすトリガーになるということです。

ほかにも、肥満でおなかが押されたり、便秘で腸から胃に圧力がかかったりすることも要因に。さらに、アルコールや高たんぱく食、高脂肪食、コーヒーなどのとり過ぎも胃酸の分泌を過剰にするといわれています。

胃酸過多になっている場合が多く、一般的には胃酸を抑える薬が処方されるようです。けれど、胃酸が少ないために、体が胃酸を出そうと過剰に反応していることもあるといいます。この場合は、胃腸の働きを促す薬が好適でしょう。

どちらにしても、胃酸の分泌異常を起こさないためには、暴飲暴食をせず、胃にストレスのかからないライフスタイルを心がけましょう。

4 血流を良くすることで消化液の分泌を促進

脾の働きの一つに「統血作用」があります。これは、**血液が血管の外に漏れ出さないように収める働き**です。

脾が不調になると、血尿や血便、不正出血、月経過多、痔などが起こりやすくなるのは、統血作用が鈍り、血管の外に血液が漏れ出してしまうからです。

現代人は血管がもろいとよく言われます。そのため、脾の不調が統血作用の低下につながりやすいとも考えられます。

では、なぜ現代人の血管はもろいのでしょうか。

大きな原因の一つといわれているのが、体の「糖化」です。

かつては、ケーキを食べるのは誕生日やクリスマスといった特別な日でした。それが、いつの頃からか、日常的にケーキを食べることが当たり前になっています。コンビニなどで手軽に買えるという環境の変化も、それに拍車をかけているのでしょう。けれど、一番の問題点は、ケーキに代表される甘味というより、そこに使われている「人工甘味料」の方です。

人工甘味料は、ケーキだけでなく、あらゆる加工食品や調味料にも使われています。最近多く出回っているカロリー制限と謳われている食品も、カロリーを抑えるために人工甘味料が使われているので要注意です。

ぜひ、原材料をチェックしてみてください。結局、**表示がシンプルなものが、体には良い**と気づくでしょう。

では、人工甘味料をとり続けるとどうなるのでしょう。とり続けると血糖値が上昇し、血糖値の乱高下を起こしやすくなることが、今、問題視されています。また、普通の甘さ、たとえば果物や野菜などの自然の甘さを感じにくくなり、よりいっそう「甘いもの」を求めるようになるとの話も聞きます。そうなれば、体は糖化する一方です。

糖は体を焦げつかせ、血管を傷つけるといわれています。現代人の血管のもろさは、こんなところに原因があるのでは、と私は考えています。

脾の統血作用を低下させないためには、血管の健康にも気をつける必要があります。とはいえ、「甘いものは一切禁止！」なんて厳しいことは言いません。私自身も甘いものは好きですから。

大切なのは、程々を覚えること。とり過ぎなければ良いのです。そして、人工甘味料や精製された白砂糖を避け、黒砂糖やハチミツ、羅漢果《らかんか》、ココナッツシュガーなど自然の甘さをとることです。人工甘味料の使い過ぎは、自然の甘さを感じづらくなり、血糖値の乱れにもつながります。

血管が強くしなやかであれば、脾の統血作用にも良い影響が期待できるでしょう。

5 消化の良いものは胃腸を回復させる

では、脾を養い、胃をいたわる梅雨の薬膳について、具体的にご紹介していきます。

梅雨は雨が多く、作物にとってはまさに恵みの季節です。一方の人間はといえば、ジメジメとした湿度の高さにゆううつな気分になる人も少なくありません。また、多湿に蒸し暑さも相まって、細菌が繁殖しやすく、食物が腐りやすいので、衛生面にはいつも以上に気をつけておきたいものです。

梅雨の薬膳のポイントは、内にこもりがちな湿気を排出する食材を活用すること。脾の運化作用を補う食材を積極的に使うことです。

そして、**脾を傷つけやすい揚げ物や脂っこいメニュー、冷たいもの、生ものなどを**

気を巡らせ、体内の湿気を排出する食材

赤小豆、ショウガ、大葉、大根、ウド、トウガン

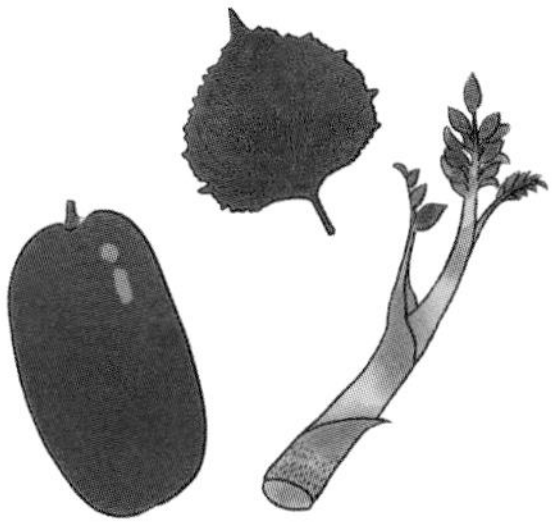

脾の運化作用を補う食材

穀類、芋類、鶏肉、大豆、クリ

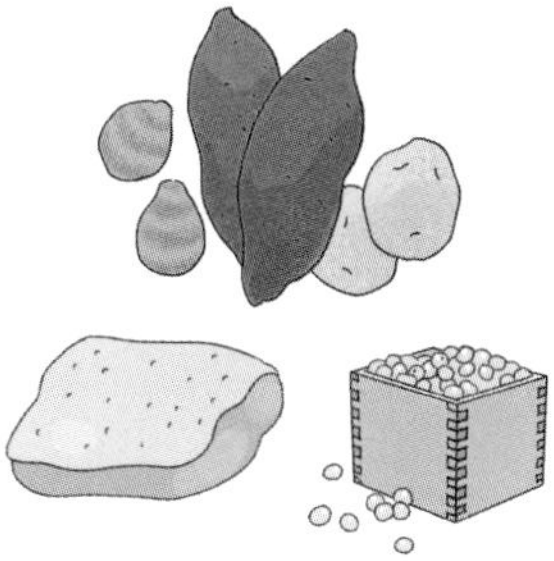

なるべく控えましょう。

旬の食材をベースに、脾を養う食材をとり入れ、**味付けはやや薄い甘味**が梅雨の薬膳の基本になります。甘味には滋養強壮の効果があり、「甘」は五行の土のグループなので、脾との相性が良いのです。

この場合の甘味は砂糖に限りません。むしろ、**穀類や芋類の自然の甘さを活用するのが吉**です。

また、バナナやブドウなどの果物に含まれる甘味も積極的にとり入れることをおすすめします。

6

胃腸を元気にすることで、内臓下垂防止

脾と胃は、消化吸収をコントロールし、そこから得た栄養素を体全体に行き渡らせる臓腑。

生命活動を維持する根本物質「水穀の精微」を生み出す器官でもあり、人間の体を構成する気血津液の製造工場ともいえます。

脾には、運化作用と統血作用がある、とここまでお話をしてきましたが、もう一つ「昇清《しょうせい》作用」という機能があります。

これは、小腸から脾に、脾から肺へと栄養素や津液を持ち上げる作用です。同時に、内臓の下垂を防ぐ役割を持っており、昇清作用が低下すると、胃下垂や脱肛、子宮脱などを引き起こす場合があります。

内臓、とくに胃が下垂すると、胃の消化活動や、内容物を先へと押し出す蠕動《ぜんどう》運動が弱まります。それにより、食欲不振や胃もたれ、膨満感などの症状のほか、胃炎や胃潰瘍を引き起こす場合も。

また、内臓下垂は津液の循環を悪くし、重たい内臓に引っ張られるように姿勢も悪くなるため、首や肩の筋肉がこわばり、めまいなどの症状を起こすこともあります。

脾が活発に活動すると同時に、疲れやすくもなる梅雨の時期。脾と胃を元気に保つには、**暴飲暴食を慎み、ストレスはため込まないよう要注意**。脂っぽい食事を控え、塩分や糖分の多い味の濃い料理を避け、冷たい飲み物は体温に近いものに換えて、消化の良いものを積極的にとりましょう。

そして、体に余計な水分をため込まないよう、また、脾の役割を低下させて消化吸収を鈍らせないよう、薬膳で食生活から改善していきましょう。

●脾のポイント

脾が不調になると、全身に影響。人間のエネルギー源である気血の生成と運行に関わるので、胃だけでなく口や肌、皮膚に出てきます。

養生としては、消化機能を高めること。そして湿を予防すること。薬膳では、消化吸収した物を運搬させる機能を補う、気を巡らせて湿を排出させると良いとされています。

第5章

呼吸をつかさどる肺と大腸

1 長生きはストレスを与えない呼吸から

肺は、全身の気と呼吸をコントロールする臓。生命力を補うというとても重要な役割を担っています。その主な働きは

- **大気中の清気を吸い込み、体内の汚れた濁気《だくき》を吐き出す「呼吸作用」**
- **気を体表や体の上方向に送る「宣散《せんさん》作用」**
- **気を体の内部や下方向に送る「粛降《しゅくこう》作用」**

の3つです。

人間は空気がなくては生きていけません。呼吸作用は、その空気を体内にとり入れる働きをします。とり込むのは、大気中のきれいな空気「清気」です。

この清気は気血の原料となり、その生成を促します。と同時に「濁気」を体外に排

出する役割も担っています。濁気は、体にとって不要な老廃物のこと。ため込んで得なことは一つもありません。

とり込んだ清気によって作られた気血は、宣散作用と粛降作用によって全身に拡散されていきます。二つの作用の違いは、宣散作用が体表や上方向へと運ぶのに対し、粛降作用は体の内部や下方向へと下ろす働きをすることです。

宣散作用と関係が深いのが衛気《えいき》。皮膚や粘膜などの体表部分に働きかけ、それを保護し、外からの邪の侵入を防ぐ気です。この衛気の働きが弱まると、ウイルスや細菌、花粉などが侵入しやすくなり、それに伴う症状を発生させることにもなります。

粛降作用で運ばれる気は、主に体の内部、つまり内臓に送られます。さらに、内臓を温め、潤して栄養を与えるのも、粛降作用の働きです。

呼吸をすることは、生きることの基本です。西洋医学では、この呼吸機能を肺の役割と捉えていますが、東洋医学では、肺の役割はそれだけに留まりません。気血の運行や津液の代謝、外邪からの防衛、内臓の保護など、肺が担う働きは広範囲です。

肺をいたわり、健やかに保つことは、元気に長生きする秘訣といえます。

2

呼吸を深くすることでエネルギーは生成される

ここで少し、呼吸について深掘りしていきたいと思います。

人は1日の間に2万回以上も呼吸をするといわれています。その1回1回が、体の中から老廃物を吐き出し、気血の原料となる清気を吸い込む大切な作業です。

ところが、**現代人は呼吸が浅くなっている**ことが指摘されています。

呼吸作用をつかさどる肺は、それ自身が伸縮することはありません。大きく深く気を吸い込もうと思ったら、肺の周りにある筋肉や骨を動かして伸縮を促します。

理想的な呼吸法といわれる「腹式呼吸」は、肺の下にある横隔膜を使います。胸とおなかを仕切っているドーム状の薄い筋肉でできた横隔膜を下に押し下げ、胸壁を広げてたくさんの清気をとり込むのです。

豊かな声量を求められる歌手や舞台俳優が使う腹式呼吸は、特別なものと思われがちですが、実は、赤ちゃんの頃には誰もが自然と腹式呼吸をおこなっています。眠っている赤ちゃんを見ると、おなかが上下に波打つようにゆったりと動いているのがわかります。これは、深い腹式呼吸をしている証拠です。

ところが、このゆったりとした理想の呼吸法を忘れ、普段の生活の中で私たちは、胸の上部だけを使った浅い胸式呼吸を繰り返しています。そのうえ、パソコンでの作業やスマホの利用、ストレスなどが呼吸の浅さに拍車をかけます。さらに言うなら、ここ数年のマスク生活も呼吸を浅くしている要因の一つです。

普段の呼吸を腹式呼吸にすることができれば、肺の呼吸作用が活発化するのはもちろんですが、血行が良くなり、筋肉の緊張もほぐれ、気分が落ち着くというメリットもあります。

体に必要なエネルギーをたくさん作り、全身にくまなく巡らせるためにも、普段の呼吸から意識して腹式呼吸をとり入れてみてください。

3

息切れと咳は、体内を防御する合図

肺は五行の「金」に属しています。同じグループに鼻があり、肺に変調が起きると、鼻水や鼻詰まりなどの症状が表れます。これは、鼻を潤す津液に異常が生じるためです。

また、宣散作用が低下すれば、体表を守っているバリアーが薄くなり、風邪を引きやすくなります。粛降作用の不調は、咳や息切れなど呼吸器官のトラブルを引き起こすことに。

さらに、宣散、粛降のどちらの働きも鈍ってしまえば、津液の巡りが悪くなり、顔や手足がむくんだりします。

次のチェックリストで、あなたの現在の肺の状態を確認してみてください。気にな

肺の不調チェックリスト

- [ ] 咳が出る
- [ ] 喘息気味である
- [ ] 呼吸に力がない
- [ ] 粘り気のある痰《たん》が出る
- [ ] 口の中が渇く
- [ ] 寝汗をかく
- [ ] 頬が紅潮する
- [ ] 胸がもやもやする
- [ ] 何だか落ち着かない
- [ ] 喀血する
- [ ] 汗をまったくかかない
- [ ] 水のような鼻水が出る
- [ ] 腹部に不快感がある
- [ ] 呼吸がしにくい
- [ ] 痰がからむ

る症状があったら、それは肺からのＳＯＳかもしれません。

肺の機能が正常に働かなくなると、咳や痰、鼻水などの症状が現れますが、これは、いわば防御をしている状態。

たとえば、呼吸作用が低下すると、本来、肺が呼吸によって吐き出す濁気が体内にたまってしまいます。

これを排出するために、咳や痰、鼻水が出るのです。毒出しをしているわけですから、すぐにお薬などで止めてしまうのは早計かもしれません。ただし、小さなお子さんの場合は、症状が急変しやすいので要注意です。

また、肺の不調はペアとなる臓腑、大腸の働きにも影響があります。

たとえば、肺に津液が不足している状態になると、それが原因で便秘を引き起こしたりもします。また逆に、便通を整えることで、肺の病変が好転する場合もあるようです。

コラム

腸内フローラ

腸内環境は健康のバロメーターだとよくいわれます。腸内には多種多様な細菌が生息していて、その種類が多いほど良いとされています。そうした細菌の密集している様子がお花畑のように見えることから「腸内フローラ」と呼ばれるようになり、最近は一般的にもよく知られています。

食生活の乱れは腸内フローラの乱れを招きます。乳製品や納豆をとると良いとする説もありますが、これは人それぞれの体質によって変わります。体質はもちろん、将来、どんな病気にかかりやすいかなどの情報も、今の時代は解析することができるようになりました。一度、専門家による分析を受け、自分の体質を知っておくのもいいでしょう。

腸内を良い環境に保つには、その人の体質に合った良い食事が重要です。薬膳はきっとその役に立つと信じています。

4 体内エネルギーを高めることで肺や体を潤す

肺は秋に働きが活発になります。ところが、潤いを好む肺に反して、秋は空気中に水分が少ない乾燥の季節。それは、肺と同じ五行の「金」に属する気候が「燥」であることからもわかります。

そもそも、秋が持つ運気は「燥」。燥は口や鼻から肺を侵す特徴があり、呼吸器系のトラブルを起こしやすいといわれています。また、皮膚や鼻、喉、髪、唇などあらゆる部分が乾燥の危険にさらされています。

こうした**秋の乾きから体を守るためには、肺の機能、とくに宣散作用と粛降作用を高める**必要があります。

宣散作用によって拡散される気の中でも、体表を保護して外邪の侵入を防ぐバリア機能を持つ衛気は、乾燥から全身を守るのには欠かせません。

また、気を内臓へと届ける粛降作用には、気のエネルギーで内臓を温め、潤して栄養を与える働きがあり、やはり、乾燥に対抗するために強化しておきたい機能です。


では、どうしたら肺の機能を高めることができるのか。その力添えになるのが、薬膳をとり入れた毎日の食事です。

食養生で肺をいたわると同時に活力を与え、機能を活発化させていきます。次の項目でご紹介する秋の薬膳を参考に、肺のケアを心がけてみてください。


肺の養生とともに、水分補給も乾燥から体を守る方法の一つです。

夏に比べて汗をあまりかかない秋は、喉の渇きを感じにくく、水分補給を怠りがちです。**秋の体は乾いている、というのを前提に積極的に水分を補給しましょう。**

ただし、冷たい飲み物は禁物。体や内臓を冷やさない常温がベター。また、とり過ぎも逆効果となってしまうので、温かいスープやおみそ汁をゆっくりと飲めば、適度に水分補給ができ、体も温まるのでおすすめです。

5

肺を潤すことが正常な呼吸器を作る

秋の薬膳についてお話しする前に、ほかの季節と違う、秋ならではの特徴について少しお話しします。

秋は「燥」の運気を持つと先ほどお話ししましたが、燥は秋の前半と後半で性質が異なります。夏から冬へと向かう移り変わりの季節である秋は、秋分の前と後で気温差がとても大きくなります。秋分前は、まだ夏の名残とばかりに、暑さと熱が残っている状態。そこに秋の乾燥が加わり「温燥」と呼ばれています。

一方、秋分の後は、秋の乾燥に冬の寒気が加わった状態で「涼燥」といいます。**温燥の時期には、夏の疲れを癒やしながら、体を潤す食材を積極的に**とりましょう。**秋が深まり涼燥に入ったら、体を温める食材をとり入れていく**といいでしょう。

乾燥を防いで、体を潤す食材

アワ、卵、豆腐、貝類、レンコン、牛乳、ナシ、リンゴ

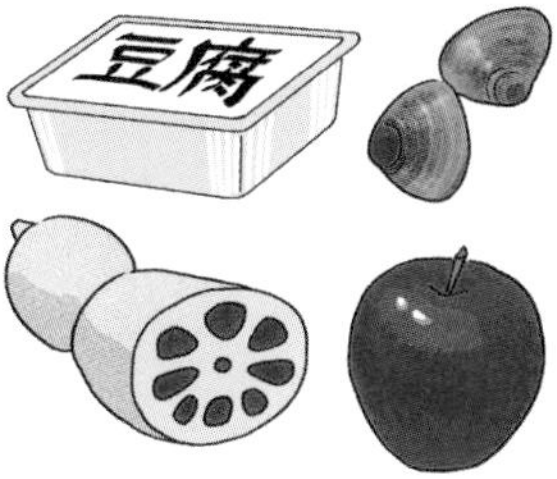

体を温め、肺の働きを助ける食材

もち米、うるち米、鶏肉、クルミ、ハチミツ

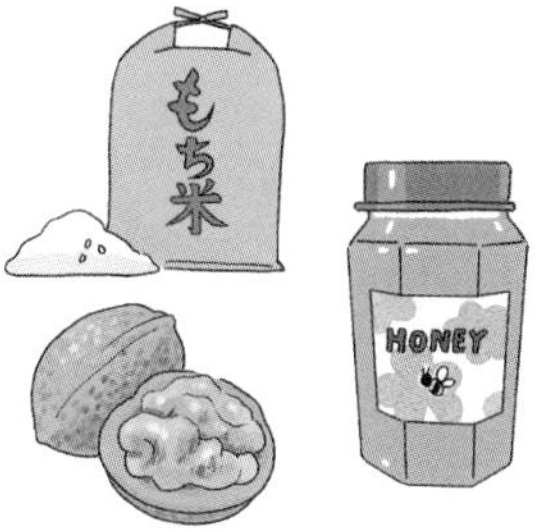

味付けには、ショウガや香辛料など、五行で肺と同じ金のグループに属する「辛味」をとり入れてみてください。辛味は、体を温めて血行を促す作用があります。また、殺菌作用も持ち合わせています。これらにより、風邪の予防や冷えによる免疫力低下の改善も期待できます。

ただし、夏の気配が残る温燥の時期は、スパイスの効いた刺激の強い料理をとり過ぎると、必要以上に汗をかいて体内の水分を失ってしまうこともあるので、程々に。過剰摂取は体に負担をかけてしまいます。

何事も極端に走らず、程よく無理なくとり入れることが大切です。

6 酸素は全身に栄養を巡らせることで、エネルギーを強化

肺は呼吸することで清気を吸い込み、濁気を吐き出して体内を浄化。清気が作り出す気血を全身に送り、体を守り、温めて潤いを与えます。

西洋医学の考える肺の機能に比べ、東洋医学のそれは広範囲にわたります。呼吸作用はもちろん、気や津液の拡散や外邪からの防御、水分代謝、免疫機能なども、すべて肺と関係しています。

肺は宣散作用によって、気を体表へと送り込みます。この力が弱まると、皮膚にトラブルが現れたり、外邪への抵抗力も低下したりしてしまいます。宣散作用が正しく働けば、体は気というバリアによって守られるのです。

また、肺の粛降作用は内臓へと気や津液を送り込み、内臓を温め、潤し、栄養を与

えます。

つまり、**肺の機能によって気や津液、栄養が全身を巡り、行き渡った気のエネルギーが体を内と外から守ってくれるのです**。すべては、肺が健やかであればこそです。

秋の薬膳で食養生をするとともに、**気持ちを安定させるのもまた、肺をいたわるために必要なこと**。

肺は、五行で同じ「金」に属する「憂」の感情と結びつきやすく、強い悲哀は気の巡りを妨げて肺を傷つけてしまいます。

物悲しさや寂しさを感じやすい秋は、気持ちが沈みがちになる人も多いようです。けれど、枯れ葉を憂うのではなく、紅葉の美しさに心をときめかせ、秋を楽しんで過ごしましょう。

●肺のポイント

肺が不調になると、免疫機能が低下します。肺の役割として、呼吸、体に清気を取り込む、気血の運行、津液の代謝などがあります。

養生としては、乾燥による津液不足を予防すること。そして、肺を養うこと。薬膳では、体内の乾燥を防ぐ、体を温めて肺気を養うのが良いとされています。

第6章

生命と水分代謝をつかさどる
腎と膀胱

1 生命活動のエネルギー源を作ることで老化防止

腎は、人の成長や発育、老化、生殖に深く関わる臓腑。生命の根本となるエネルギー「腎精《じんせい》」を蓄えています。

臓腑には、

- **生まれたときに受け継いだ「先天の精」**
- **清らかな空気や食べものの栄養から得る「後天の精」**

があります。ちなみに、食べものから得られる後天の精が、脾で作られる水穀の精微です。

生命の根本的なエネルギーと言われても、ピンとこないかもしれません。では、具体的に腎精はどんな役割を果たしているのでしょうか。

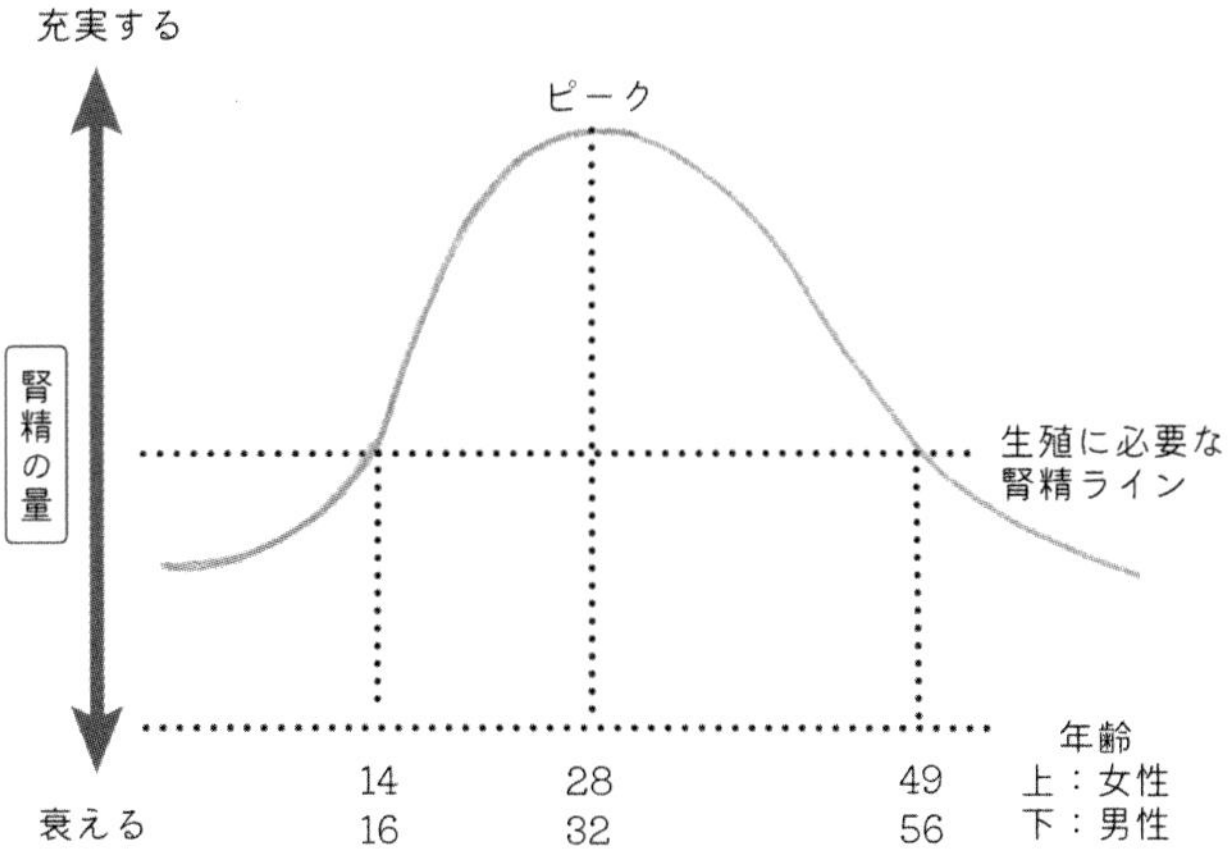

たとえば、**骨や脳のもととなる「髄」を生み出したり、脾の消化吸収で作られるのとは別ルートで血を生成したり。**腎精にはさまざまな働きがあります。

日常的によく使うことばである「元気」。中医学では、全身を満たす気を表す専門用語ですが、生命の原動力であり、必要不可欠なエネルギーである元気も、腎精から作られます。

そんな腎精のもっとも重要な働きは、人間の人生のプロセスを支えることです。人間が生まれて、発育・成長し、性機能の発達を経て盛りを迎え、やがて衰えていく。そのすべてに腎精は深く関わっています。

「人生は腎精」ともいえるでしょう。

腎精が不足すると、乳児期であれば発育不良につながり、すでに成人をしているならば老化を早めることになります。逆を言えば、腎精が満ち足りていれば、老化せずに若々しくいられる、ということになります。

一般的に、腎精の量は女性で28歳前後、男性なら32歳前後にピークを迎えるといわれています。

その後はゆっくりと下降線をたどりますが、腎を養生することで腎精の曲線を高い位置でキープすることは可能です。

2

生殖機能を高め、発育と成長機能をとり戻す

腎が腎精を貯蔵する働きのことを「蔵精作用」と言います。このことば、ちょっと聞き覚えがありませんか？

この本の第2章、肝の話を思い出してください。肝には「蔵血作用」という血を貯蔵する働きがあるとお話ししました。

精と血。蓄える物は違いますが、その働きはとても良く似ています。けれど、肝と腎の関係は、実はもっと深いものです。

極めて大切な要点や重要なポイントを「肝心要《かんじんかなめ》」と言ったりしますが、個人的には「肝腎要」と書き換えたいくらい、肝と腎は切っても切れない関係にあります。

肝が蔵血作用によって貯蔵する血を「肝血」と言います。これが不足すると、腎精

を転化して肝血が作られるのです。また、腎精が消耗したり、減少したりしてしまった場合には、肝血がそれを補ってくれます。

このように肝と腎は互いに支え合いながら、生命の根本を担っているのです。

では、腎に貯蔵される腎精が不足するとどうなるのでしょう。

まず、男女ともに生殖能力が弱くなります。男性なら、性欲の減退や精子の形成に影響が出る場合も。

女性の場合は、卵巣や子宮の機能が低下するともいわれ、さらに、月経の乱れや卵胞の発育不足、ホルモン値の低下など、不妊症につながる婦人科系のトラブルの危険性も。

最近、妊活をしている人が漢方薬をとり入れる例が増えていると聞きます。これは、腎を養生して腎精を充実させることで生殖能力を高めることができるからでしょう。

腎精は人の誕生に大いに影響し、その後の発育や成長にも深く関わってきます。

腎をいたわり、健やかに保つことで、あなたの生命力は強くたくましくなります。

3 物忘れと口の中の渇きに共通するものとは

物忘れと口の中の渇き。関係ないように見えて、実は共通点があります。それは、**腎が不調の時に起きる現象**だということです。

腎精は脳や骨の元になる「髄」を作っています。ですから、腎精が不足すると骨髄も減り、骨がもろくなります。老年期に骨粗しょう症が増えるのは、腎精不足と考えられます。

また、髄の減少は脳髄にも影響し、物忘れの原因にも。さらに、腎の不調は、五行で同じく「水」に属する唾の量にも変化をもたらします。唾が減少して渇きを覚えたり、逆に過剰になったりもするのです。

腎の機能が低下しているサインは、ほかにもあります。

次のチェックリストを試してみましょう。当てはまる項目が多いほど、あなたの腎は傷ついているかもしれません。


腎の不調でもっとも深刻なのは腎精不足です。たとえば、乳児期であれば発育不良を招き、幼児期にも成長の遅れにつながります。

また、思春期には性の成熟に影響し、成人なら性機能の減退に悩む場合も。老年期を迎えると、先ほどの物忘れなどさまざまな老化現象が現れることでしょう。


腎は五行の「水」に属しますが、同じグループには耳があり、耳鳴りや難聴などの症状が出る場合もあります。

さらに、腎と対になる臓腑「膀胱」のトラブルも。排尿のタイミングがうまくとれずに失禁をしてしまうこともあるようです。

腎と膀胱の関係については、次の項目で詳しくお話しします。

腎の不調チェックリスト

- [ ] 老化が早い
- [ ] 足腰が軟弱化している
- [ ] 難聴気味である
- [ ] 老眼の傾向がある
- [ ] 失禁をしてしまう
- [ ] 流産をした
- [ ] EDに悩んでいる
- [ ] 不妊に悩んでいる
- [ ] 排尿が困難だ
- [ ] むくみやすい
- [ ] 両手足の裏が熱を持っている
- [ ] 発熱したり下がったりを繰り返す
- [ ] 寝汗をよくかく
- [ ] よく眠れない
- [ ] 動悸がする
- [ ] 食欲がない

4 全身の体液循環を良くし、排泄《せつ》を促進

ここまで、腎の役割について、腎精のお話をしてきました。けれど、腎の働きはそれだけではありません。対となる膀胱とも大きく関係するのが「主水作用《しゅすい》」です。**主水作用は、水分の代謝をコントロールする働き**のこと。きれいな津液は全身の臓腑へと送り出し、汚れた津液は膀胱へ送ります。そして、腎からの命令で膀胱から尿となって排出されるのです。

不要な水分を体外に出すことで、体内の水分を調整することも、腎の大切な役割です。

そしてもう一つ、重要な働きが「納気作用」。これは、**きれいな空気から吸収した気を肺から腎に降ろす機能**です。息を吸う「吸気」を肺の粛降作用とともに担ってい

ます。息を吐く「呼気」は肺の宣散作用の役目。肺の二つの機能と腎の納気作用が協力し合って、呼吸——きれいな空気から清気をとり込み、汚れた濁気を吐き出す——をおこなっているのです。

腎が属する五行の「水」に対応する季節は冬。気候は「寒」です。文字どおり1年でもっとも寒く、さらに、陽気が抑えられ、陰気が盛んになる時期でもあります。

こうした冬の環境は代謝を鈍らせる要因です。水分代謝コントロールの要となる腎は、冬に活発に働く臓器。けれど裏を返せば、腎が消耗しやすい時期ということもできます。

代謝が滞りやすく、腎が疲れ気味な季節だからこそ、腎をしっかり養生して健やかに保つことが大切です。その助けになるのは、もちろん薬膳。

次の項目で具体的な冬の薬膳についてお話ししていきます。

5

内側から体を温めて血行促進

冬は寒さと乾燥の季節。寒さは「寒邪」となって体に侵入すると、陽気を傷つけたりします。冷たい空気に思わず縮こまる体は固くなり、さまざまな箇所に疼痛《とうつう》を引き起こすことに。

また、体だけでなく、血管や筋肉なども寒さで硬直しやすく、血圧や心臓、脳血管などの疾患の発病率が高くなる時期でもあります。

さらに、秋から引き続きの乾いた空気「燥邪」も体に影響を与え、乾燥を招きます。その結果、津液を損傷したり、肺を傷つけたりする場合も。冬の薬膳には、寒さと乾燥対策が必要です。

腎を養い、体の保温を心がけ、乾燥に注意して抵抗力をつける。そうした食材や調

水分を養う食材

豚肉、ホタテ、乳製品、小松菜、リンゴ

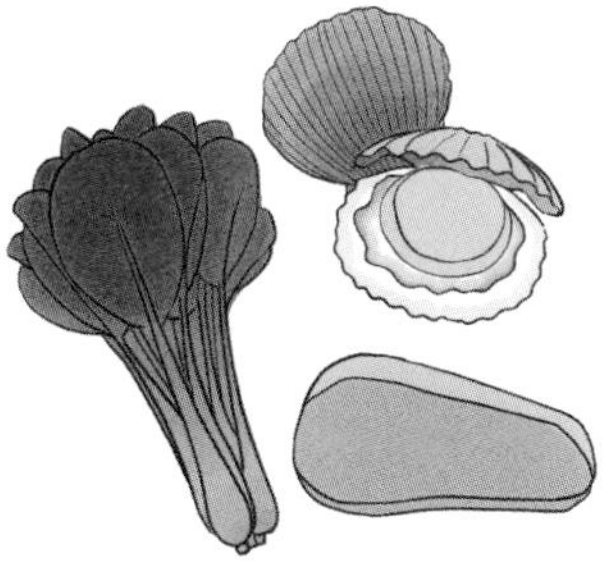

腎を温め、風邪を予防する食材

鶏肉、羊肉、エビ、サケ、アジ、ニラ、唐辛子、山椒、黒砂糖

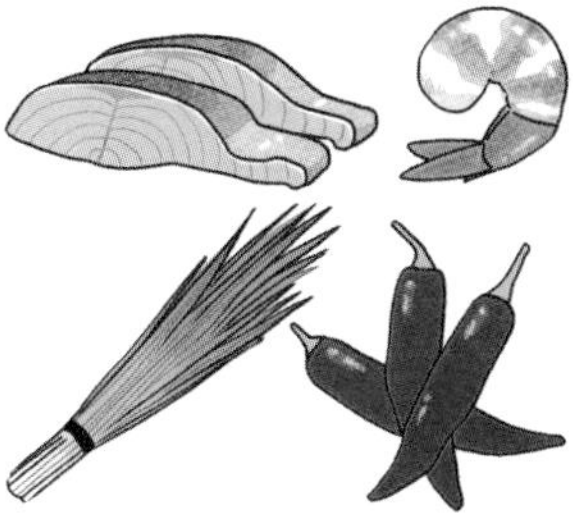

理法をご紹介していきます。

五行で同じ「水」に属する味覚は「鹹《かん》＝塩味」です。海藻や貝類などに含まれる塩味も「鹹」なので、**海産物の自然な塩味を積極的にとるのが良策**です。

また、腎の働きを助ける黒い食材、たとえば、**黒米や黒ゴマ、黒豆なども合わせてとると良い**でしょう。

薬膳とともに心がけたい冬の過ごし方は、**ゆったりと体をいたわること**。

自然界を見れば、動物たちは冬の間に冬眠をします。これにならって、人間も体をしっかり休めましょう。

また、陰陽のバランスを保つために、睡眠時間もいつもより少し多めにとるのが良さそう。なるべくゆったりと日常を過ごし、安定した気持ちでいることがいい養生となります。

コラム

たんぱく質不足は冷えのはじまり!?

冬の寒さが体を冷やすことは言うまでもありませんが、たんぱく質不足が冷えに拍車をかけることをご存じですか。

これは、恒常性が崩れてしまうからです。恒常性は、環境などの外的因子に左右されず、体内の生理機能を一定に保つ性質のこと。これが乱れると、寒さや冷えを感じやすくなってしまいます。

年齢を重ねると、さっぱりしたものを好み、食自体も細くなります。こうした食習慣もたんぱく質が不足する要因。また、たんぱく質不足の人は糖分をとり過ぎている傾向があるとも言われます。疲れやすいと感じる人は、糖分のとり過ぎかもしれません。

冷えやすい冬を乗り切るには、効率よくたんぱく質を摂取することを心がけましょう。

6 体全体の体液循環を良くして、老化防止

腎には、生命活動のエネルギーとなる「腎精」を貯蔵する蔵精作用というとても大切な役割があります。

人は誕生から、いえ、誕生する前、母親の子宮に宿ったときから、その命が尽きるまで、腎精がその営みを支えています。

人が生きるうえで、腎の働きはなくてはならないもの。

加齢とともに腎が衰えると、疲れやすくなったり、髪がパサついて白髪が増えたり、眠りが浅くなったり、体調を崩しやすくなるなど、「年をとったなぁ」と実感することが増えるでしょう。

そんな**寄る年波にあらがうには、腎を強く健やかにすること**が必須です。薬膳によ

る食養生と生活習慣の改善で腎を養い、アンチエイジングを目指しましょう。

腎は肺と連係して呼吸を助けたり、脾とは違うルートで血を生成したり、肝血が不足すればそれを補ったりと、ほかの臓器と深い関わりを持つ臓腑です。

五行の同じグループに属する膀胱ともそれは同様で、必要な津液は全身へ巡らせ、不要な水分は膀胱へ送って尿として排出。体内の水分をコントロールしています。

寒さで血管が縮み、1年でもっとも代謝が悪くなる冬。けれど、腎が正しく機能していれば大丈夫です。余計な水分を体内に残してむくことも、津液が滞って体全体の代謝を低下させる心配もありません。

●腎のポイント

腎が不調になると、精気不足や陰陽失調により全身に影響が出ます。腎の役割として、精を蔵し、生殖や成長をつかさどり、水液の代謝にも関与しています。

養生としては、腎を補うこと。そして風邪を予防すること。薬膳では、腎を温めて風邪を予防する、体の中の水分を養って腎を補うのが良いとされています。

第7章

五臓六腑を通じ合わせる三焦

1 体の重要な通り道

ここまで5つの臓と対になる5つの腑についてお話をしてきました。「あれ？ 一つ足りない……」と思った方、正解です。

「五臓六腑」ということばのとおり、もう一つ「三焦」という腑がありますが、これまでご紹介した腑（胆、小腸、胃、大腸、膀胱）とは異なり、三焦にはペアとなる臓が存在しません。五行に即したグループにも属さない、ある意味、孤高の存在です。

三焦という腑は東洋医学独自の概念です。その役割から、特定の臓腑というより、体の組織同士をつなぐ水路のような器官と考えられています。**三焦は、気や津液が巡る通路であり、それらをよどみなく全身へ、臓腑へと送り出す働き**をしています。

三焦は五臓五腑すべてに関わりがあり、それぞれを通じ合わせる腑です。五臓六腑の一つに数えられるのも当然な、とても重要な腑なのです。

2 輸送やコントロールに影響を及ぼす

三焦は「気」と「津液」の通路ですが、ただ管としてでなく、臓腑の機能を正常に維持する手助けをしています。次の3つを「三焦」としています。

- **上焦**：横隔膜から上の胸部。位置的に五臓の中の「心」や「肺」が含まれるので血を全身に送り出すポンプである心を助け、肺の呼吸作用と宣散作用、粛降作用にも力を貸します。**全身に気を送り届け、臓腑や組織を滋養する働き**があります。
- **中焦**：横隔膜より下の腹部。飲食物の消化や栄養分の運搬に影響を及ぼします。これは、中焦が「脾」や「胃」を含む位置にあり、二つの臓腑がおこなう**消化吸収と運化の作用を助ける働き**をするからです。
- **下焦**：胃より下の部位。「肝」「腎」「小腸」「大腸」「膀胱」が含まれ、**津液の運搬とともに、不要な水分の排出**も担っています。

3 女性に多い冷え性は三焦に原因!?

三焦はさまざまな臓腑と連係をとり、協力し合って役割を果たしています。ですから、五臓五腑のどの臓腑の機能が低下しても、三焦の働きに影響を及ぼしてしまいます。

たとえば、気に関係する臓腑、心や肺、脾、胃などの機能が低下すると、気の流れも停滞。体の隅々に気を届けることができず、末端の手や足に冷えを感じます。

女性に多い冷え性は、こうした気の巡りの悪さが原因の一つ。それぞれの臓腑を薬膳でしっかり養生して、季節や生活習慣によって乱れがちな機能を正常に、健やかに保ちましょう。

もう一つ、**女性にとって気になるトラブルがむくみ。これにも三焦が関係**しています。

気の場合と同じく、津液の通路である三焦は、つながりのある臓腑の不調に引っ張られる傾向があります。肝や腎、小腸、大腸、膀胱の機能低下は、そのまま三焦の不調となり、津液の運搬や排出に影響します。

こうして水分代謝が鈍れば、体のあちこちに余分な水分がたまり、むくみとなって現れるのです。

三焦の働きが低下する、つまり、気や津液の巡りが悪くなっている症状を感じたら、五臓五腑のどこかに不調が起きていないか、チェックしてみる必要があるでしょう。

第2章から第6章に、五臓（肝、心、脾、肺、腎）と、五腑（胆、小腸、胃、大腸、膀胱）の健康チェックを掲載していますので、そちらで確認してみてください。

もし、当てはまる症状があり、機能が低下している臓腑がわかったら、該当する臓腑を養生する薬膳について読み返し、今一度、食養生をおさらいしましょう。毎日の食卓におすすめの食材をとり入れ、弱っている臓腑をいたわってあげてください。

4 体の循環を整え、健康に

すべての臓腑をつなぐ三焦を含め、五臓六腑は健康に過ごすための役割や作用を備えています。

食べものから栄養を吸収し、生命活動の基礎となる「気血津液」を生み出すのも、また、それらを貯蔵するのも、全身へと送り出すのも、すべて五臓六腑の仕事です。

しかもそれらは単独で働くのではなく、**五臓六腑それぞれがお互いに作用し合い、補ったり補われたりしながら機能**しています。

だからこそ、東洋医学では不調やトラブルが生じた部位を単独で捉えることなく、その原因を広い視野で探します。それは、五臓六腑が密接につながっているからにほかありません。

五臓六腑が整えば、気血津液の循環も正しく整い、体は健康な状態を保つことができます。そのためにも、普段から五臓六腑をいたわり、養生する生活を心がけましょう。

何よりもまずは、食事から。五臓六腑が喜ぶ食材を、ぜひ、毎日の食事に活用してください。

病気になってから対処するのではなく、健康のうちから五臓六腑を意識して健やかに暮らす。それが、元気で若々しく100歳まで長生きする秘訣です。

皆さまの幸せ100歳ライフに、この本が少しでもお役に立てたらうれしく思います。

おわりに

父が亡くなった後、母はずいぶんとメンタルを乱し、介護の負担はさらに増えました。5年前にはステージ1の子宮がんも見つかり、どうなることかと不安を覚えながら、私のメソッドを活用し、母の食事のサポートをしていました。

そして先日、医師から寛解のお墨付きをいただきました。脳梗塞の後遺症による要介護2のサポートはこれからも続きますが、がんについてはひとまず縁が切れたようです。

思えば母は、グルテンたっぷりのパンが大好きで、食生活を変えることにあまり積極的ではありませんでした。それでも、私のおせっかい（笑）が効いたのか、米粉パンに切り替えたり、ご飯を食べたりする機会も増えたようです。

最近では、運動中心のデイサービスに切り替えて筋力アップを図ったりと、母の意識はずいぶん変わりました。

まもなく米寿を迎える母は、ｉＰｈｏｎｅを使いこなし、編み地を検索してバッグやマフラーを編んだりしています。脳トレアプリを楽しみ、脳活にも余念がない様子。さらに、推し活で活力補給も忘れません。先日は推し活のコンサートにて、開場まで30分以上立ったまま待っていられただけでなく、その翌日もデイサービスを休むことはありませんでした。運動の成果が出て体力がついたこと、姿勢が良くなり背筋が伸びたことをさまざまな人に気づいてもらえたのが本人の喜びとなっているようです。私もそんな母と美容院に行ったり、ランチをしたり、買い物をしたり。楽しく過ごしながら介護を続けています。

「早く父にお迎えに来てほしい」が口癖だった母はもういません。できることを自分で探して、今を楽しんでいる母の姿が、私はうれしくてたまりません。きっと空の上で父も、そんな母を微笑ましく見守っていると信じています。

そしていつか、私が母の年齢になる頃、私自身も母のように意欲を持って、楽しく、心も体も健やかに生きていたいと思うのです。

最後に出版するにあたり、恩師の船ヶ山哲先生、帯に推薦文をくださったジョーンズ先生、書籍コーディネーターの小山睦男さん、編集協力のいとうかよこさん、食べもの通信社の下村理沙さんなど、多くの方にご尽力いただきました。心より感謝いたします。

石井直美

2024年5月吉日

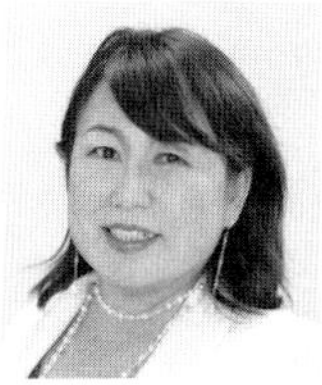

石井直美（いしいなおみ）

株式会社アプリシエ ウェルネス代表取締役。
管理栄養士、国際薬膳師、食育指導員、指ヨガインストラクター。

自身の食物アレルギーやアトピー性皮膚炎などの不調を解決すべく、大学の家政学部に進んで管理栄養士資格を取得。大学病院の栄養科を経て、2市町村の保健事業で栄養指導を36年間担当。都内の学校講師として栄養学と献立計画の2教科を6年間担当。

父のパーキンソン病と母の脳梗塞でいったん仕事を辞めてW介護を経験。そのときの思いから、最先端の医学や東洋医学、統合医療などの経験値を積み上げて独自のメソッド「機能性食養学」を作り上げる。

最近では最先端医学で著名なアメリカのトップドクターから直々に、ヘルスにて権威のあるアメリカのLIFE大学認定の最先端医学を学び、日本国民の健康と医療費の削減をめざすとり組みをしている。これまでのヘルスコンサル件数は5万件以上。

「本書をお読みいただいた皆さんにはぜひ、今後もずっと使えるメソッドを実践して、健康寿命を延ばしていってほしい！」
そんな思いから、アンケートにご協力いただいた方には特別に体質診断をプレゼントします。こちらからアクセスしてください。

STAFF
書籍コーディネーター　有限会社インプルーブ　小山睦男
編集協力　いとうかよこ（ことばや）
装丁・組版　吉村朋子
校正　冨岡哲也
イラスト　安野いもこ
編集担当　下村理沙

幸せな100歳になる習慣
五臓六腑のバランスを整える

2024年7月17日　第1刷発行

著　者　石井直美
発行者　古家裕美
発行所　株式会社食べもの通信社
〒101-0051　東京都千代田区神田神保町1-46
電話 03-3518-0621　FAX 03-3518-0622
振替 00190-9-88386
ホームページ　https://www.tabemonotuushin.co.jp

発　売　合同出版株式会社
印刷・製本　モリモト印刷株式会社

■刊行図書リストを無料進呈いたします。
■落丁・乱丁の際はお取り換えいたします。

ISBN 978-4-7726-7721-9　NDC490　188×128